早产儿居家护理

张勇　何婧　主编

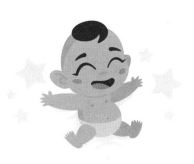

四川科学技术出版社

图书在版编目（CIP）数据

早产儿居家护理 / 张勇, 何婧主编. —— 成都 : 四
川科学技术出版社, 2023.8

ISBN 978-7-5727-1107-7

Ⅰ. ①早… Ⅱ. ①张… ②何… Ⅲ. ①早产儿—护理
Ⅳ. ①R473.72

中国国家版本馆CIP数据核字(2023)第146558号

早产儿居家护理

主　编　张勇　何婧

出 品 人	程佳月
策划组稿	钱丹凝
责任编辑	税萌成
封面设计	筱 亮
责任出版	欧晓春
出版发行	四川科学技术出版社
地　　址	成都市锦江区三色路238号　邮政编码 610023
成品尺寸	145mm×210mm
印　　张	6　字　数 100 千
印　　刷	成都兴怡包装装潢有限公司
版　　次	2023年8月第1版
印　　次	2023年10月第1次印刷
定　　价	39.00元

ISBN 978-7-5727-1107-7

《早产儿居家护理》编写组

主　　编：张　勇　何　婧

名誉主编：王献民

副 主 编：何　敏　王　彤

编　　委：刘蓓蓓　肖义维　郝静梅　喻东梅

　　　　　张　衡　范韵涛　倪　娟　吴　姣

　　　　　杨清华　刘金梅

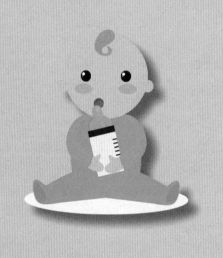

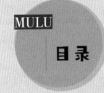

MULU

目录

第六章　特殊早产儿的居家护理

第七章　特殊早产儿的喂养

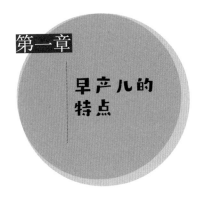

第一章

早产儿的特点

第一节　体格生理特点

　　新生儿根据出生时的孕周分为早产儿和足月儿，出生胎龄满37 周而未满 42 周称为足月儿，早产儿是指出生胎龄小于 37 周的活产婴儿。根据出生体重不同又分为足月小样儿（胎龄达到 37周，体重不足 2 500 g）、巨大儿（出生体重大于 4 000 g）、正常出生体重儿（出生体重大于 2 500 g，而小于 4 000 g）。

　　早产是儿童死亡的重要原因之一，体重越低死亡率越高。近年由于医疗水平提高，早产儿的死亡率明显下降。新生儿期是胎儿从母体子宫到外界生活的适应期，只有经过这一时段的一系列调整，才能适应外界环境，维持其生存和发育。早产儿在生理体格上有着许多与成人不同的特点，了解这些生理体格特点对于早产儿出院后的居家护理尤为重要。

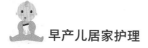

一、早产儿体格特点

（一）体格特点

1.基本特征

正常足月出生的新生儿出生体重一般在 2 500 g 以上，多数体重在 3 000 g 左右。其身长一般在 47 cm 以上，多数达到 50 cm。而早产儿由于出生胎龄不同，体重和身长各有不同。新生儿头部相对较大，约占身长的 1/4。足月儿头发分条清楚，耳郭发育较好，较挺立。早产儿通常头发分条不清，耳郭发育不好，较软，紧贴头颅。新生儿胸廓呈桶状，相对狭窄。足月儿乳房结节相对较大，乳晕比较明显。早产儿乳房结节相对较小，乳晕较淡。新生儿腹部稍膨隆，但一般不超过胸廓高度。四肢相对较短，呈屈曲外展状（即呈"W"状）。通常新生儿出生后采取的姿势，反映了胎儿的胎位。

2.皮肤

刚出生的新生儿皮肤上有一层灰白色的胎脂，有保护皮肤、防止感染的作用，早产儿的胎脂更厚，对早产儿的保护作用也极其重要。多数会在生后逐渐自行吸收，不需要强行擦洗。由于出生前的胎儿时期生活在妈妈子宫内的羊水中，而出生后的外部自然环境相对干燥，这就导致新生儿在生后 3 ～ 4 天，其全身皮肤会出现脱皮，多数在 1 周左右可以自然脱净，而脱皮后的皮肤角质层薄，黏膜柔嫩，血管丰富而呈玫瑰红，且柔软光滑。

早产儿的皮肤表皮角质层薄而且很娇嫩，孕周小于 28 周的早产儿甚至还会出现角质层缺失，同时真皮层胶原纤维少，缺乏弹性，因此很容易受到损伤。糟糕的是，早产儿皮肤局部防御机能差，细菌容易入侵，轻则引起局部感染，重则会扩散至全身引起败血症。因此，早产儿皮肤的清洁卫生尤为重要，尤其是头部、颈部、腋窝、会阴部及其他皮肤皱褶的地方，更应该保持清洁、干燥，避免糜烂。早产儿的皮肤代谢旺盛，容易导致汗腺口和皮脂腺口堵塞，从而形成汗疱疹、痱子、粟粒疹、痤疮等皮疹。

3. 头颅

早产儿头部相对较大，是身体的主要散热部位，因此早产儿需要戴帽子以免体温丢失过多导致低体温现象。早产儿头颅的颅骨缝没有闭合，因此存在前、后两个囟门。前囟通常呈菱形，两对边的距离通常为 2 ～ 4 cm。后囟一般只能容纳一个指尖大小。前、后囟门之间通常有颅缝连接，颅缝的宽度通常在 0.5 cm 以内。经产道分娩的宝宝有时候会由于受产道挤压而出现颅缝重叠的现象，头颅也可能出现不同程度的变形。顶先露分娩的新生儿头部常出现产瘤或头颅血肿。产瘤一般在几天内即可消退，头颅血肿通常需 2 ～ 3 个月才能消散。

4. 眼睛

大多数早产儿生后第一天眼睛常是闭合的。由于眼运动功能不协调，有时会出现一只眼睛睁开一只眼睛闭合的现象。部分经产道分娩的新生儿可见球结膜下出血（眼白部分有出血点），这是由于产道的挤压导致球结膜下的毛细血管破裂出血形成的，一般在数日后自行吸收，并不需要特殊处理。有部分早产儿在生后数天由于鼻泪管不通畅，会出现单侧或双侧眼部分泌物增多的现象，并且常伴有少许眼泪溢出或眼睛泪汪汪的，但不伴有眼部的肿胀和充血，可适当进行鼻泪管按摩，多数宝宝可以明显减轻和好转。如果伴有眼睑水肿、眼白充血发红则应该考虑是感染所致。

5. 耳朵

其外形、大小、结构、坚硬度与遗传及成熟度有关。胎儿发育愈成熟，耳软骨愈硬。早产儿一般耳软骨较软，经常紧贴在头两侧。有部分早产儿可见副耳的存在（在耳门前方耳屏处呈小的肉赘或凸起）。耳轮上沿一般会高于眼眶，如果出现耳轮上沿低于眼眶则称为低位耳，通常见于一些患有先天性疾病的早产儿。

6. 口腔

新生儿口唇皮肤和黏膜的分界清晰。有较多的新生儿牙龈上可见黄白色小颗粒，俗称"马牙"或"板牙"；有的新生儿上腭中线会有 2～4 mm 大小不等的黄色小结节（彭氏珠或上皮珠），可存在较长时期。两者均是由上皮细胞堆积或黏液腺分泌物积留形成。对新生儿没有影响，可自行消退，切勿挑破，以防感染。新生儿两侧颊部各有一个隆起的脂肪垫，俗称"螳螂嘴"，有利于吸吮乳汁，不可挑破。舌系带有个体差异，或薄或厚，或紧或松。有的新生儿舌系带相对较短，舌头不能很好地卷曲，但只要不影响吃奶就可以不处理。舌系带过短有可能影响儿化音和卷舌音的发音不很标准，部分不严重的可以通过训练纠正，严重的则需要进行外科处理。

7. 鼻腔

早产儿不会使用嘴巴呼吸，只能使用鼻呼吸。同时，因为其鼻黏膜比较柔嫩，血管、淋巴组织相对丰富，容易受到刺激而致鼻部血管黏膜充血、肿胀；并且由于新生儿呼吸较快，鼻和鼻腔相对短小，容易出现类似于鼻塞的"呼呼"声音。这并不代表宝宝有感冒等呼吸道问题，通常不会影响早产儿的吃奶和呼吸，不用治疗。

8. 颈部

早产儿颈部由于脊柱的颈曲没有形成，有部分早产儿会因为颈部力量较差，出现头偏向一侧的现象，需要与斜颈相区别。斜颈是胸锁乳突肌挛缩导致的，会形成相对固定的头偏向一侧。如果新生儿的头部偏向一侧左右不固定，或者能够在辅助的情况下顺利偏向另一侧，颈部未扪及包块便可排除斜颈。

9. 胸部

早产儿胸廓通常呈桶状，部分在胸骨下端会看到上翘的剑突尖。在生后 4 ～ 7 天常常会有乳腺增大，大小如蚕豆或核桃，可以看到黑色乳晕区，甚至出现泌乳现象或乳头附近出现针尖大小黄白色疱疹，这是由于母体激素影响导致，切不可挤压，以免感染。通常 2 ～ 3 周可自行消退。

10. 腹部

多数早产儿腹部会稍有隆起，但通常不高于胸廓。生后脐带经无菌结扎后，一般 1 ～ 2 周脱落，脱落时可能会有少许的稀薄浅白色脓性分泌物，没有异味，这是由于身体在排异坏死的脐带而出现的无菌性化脓反应，不用特殊处理。脐带脱落后脐部应保

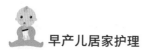

持干燥。如果脐部出现渗血、渗液、恶臭、黄色脓性分泌物或脐轮红肿需考虑脐炎，要及时就诊，以免出现新生儿败血症。有时可见脐部隆起，称为脐疝，小的脐疝多数可在一岁内自愈，大的脐疝需就诊处理。

11. 外生殖器

男性早产儿两侧睾丸多下降，也有在腹股沟中，或异位于其他地方。有时可见一侧或双侧鞘膜积液，导致单侧或双侧睾丸显得肿大，常于生后2个月内吸收。用电筒由下方往上照射睾丸可以透过光线，能够与疝气相鉴别。部分女性新生儿在生后5～7天可有灰白色分泌物从阴道流出，称为"假性白带"，可持续2周左右。有时为血性，俗称"假月经"，这是由于母体雌激素对新生儿影响所致。

12. 脊柱和四肢

新生儿出生后四肢姿势与胎位有关，常见的异常情况有：

（1）足上翻：发生率约1‰，多见于第一胎，足背贴于腹部，偏向腓侧，因宫内位置压迫所致，女性发生率较男性高4倍。

（2）足底内翻：足底偏向内侧，但踝关节和足跟位置可正常。其发生率约为1.2‰，其中80%为男性。严重者可形成"马蹄足"样，需要外科处理。

（3）足趾弯曲重叠：当双下肢在胎内呈盘膝交叉时，常可引起第3、4、5足趾的弯曲重叠。这些貌似异常者日后可逐渐恢复。

第一章　早产儿的特点

（二）生理特点

1.体温调节

母体子宫内温度明显高于一般室内温度，所以早产儿娩出后很容易出现体温下降，需做好保暖。早产儿体温调节中枢功能不完善，寒冷时不会出现寒战反应，而是由棕色脂肪产热。加之其皮下脂肪较薄、体表面积相对较大容易散热，因此早产儿极易出现低体温。出院后的早产儿需注意因水分摄入不足（奶量摄入不足），而室温过高时，不能通过皮肤水分的蒸发得到有效散热而出现额发热，也就是"脱水热"。因此家长需注意环境温度和衣被的厚薄，室温一般应维持在 24 ～ 26℃。室温若低于 20℃，早产儿应戴帽并增加抱被厚度，打开空调等可以提高室温的设备，使其体温维持在 36 ～ 37℃。但需注意严禁将热水袋直接贴于早产儿皮肤，将暖风机对着宝宝吹等行为。

2.呼吸

胎儿呼吸处于抑制状态，仅有微弱的呼吸运动。出生后大多数足月儿能建立正常的呼吸。但早产儿生后由于呼吸系统发育的不完善，生后不易建立有效呼吸，其呼吸频率不规则，易出现呼吸系统疾病。早产儿在吃奶、哭闹、运动后呼吸会有明显的增快，短暂的呼吸频率＞ 80 次 / 分无重要的临床意义。如果安静后仍然持续保持呼吸频率超过 60 次 / 分称为呼吸增快，呼吸频率持续低于 30 次 / 分称为呼吸减慢，均提示可能存在呼吸相关的问题。当早产儿处于快速眼动睡眠期时，呼吸常不规律，可伴有3 ～ 5 秒的停顿。如果呼吸停顿时间大于 15 秒，需要考虑呼吸暂

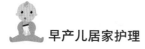

停的可能性，需上医院就诊。在非快速眼动睡眠期时，呼吸一般规律而浅表。

3. 循环

宝宝出生后血液循环与胎儿期相比较发生了明显的变化：脐带血管被结扎，胎盘–脐血循环停止；因为肺部通气导致肺循环阻力迅速下降；肺循环压力的降低和体循环压力的上升导致心脏卵圆孔功能性关闭。卵圆孔解剖上的完全闭合一般要到出生后 5 ～ 7 个月。部分早产儿卵圆孔可能保持开放，并有少量血液通过，不过对心脏的血流动力学并无影响，一般不需要做手术。但如果分流量较大需要考虑存在中央型房间隔缺损的可能性。在主动脉与肺动脉之间有一根动脉导管，动脉导管一般在出生后 10 ～ 15 小时会功能性闭合，但在生后 7 ～ 8 天有潜在性再开放的可能。有的早产儿最初几天心脏听诊时会听到少许的杂音，可能与动脉导管暂时未闭有关。

早产儿心率一般在120 ～ 160次 / 分，有时可以出现一过性的心率波动。血压相对稳定，一般收缩压在 6.66 ～ 10.66 kPa（50 ～ 80 mmHg），舒张压在 4 ～ 6.66 kPa（30 ～ 50 mmHg）。

宝宝因为躯干、内脏血流的分布较多，四肢分布较少，因而四肢易出现发凉。加之血红蛋白较高，还原血红蛋白很容易超过 5 g/L，因此末梢易出现青紫（这并不代表新生儿一定有缺氧的情况）。

4. 消化

早产儿易出现吞咽和吸吮不协调，因此在吃奶时容易有发绀的情况，此时往往稍加停顿即可恢复。此外，由于新生儿胃呈水平位，咽 – 食管括约肌吞咽时不关闭，食管下部的括约肌功能不健全，故易发生溢乳。由于贲门肌张力低，幽门括约肌发育较好，且自主神经调节差，故易引起幽门痉挛出现呕吐。两者共同作用极易导致早产儿出现胃食管反流呈现为溢乳和吐奶。

早产儿肠壁的通透性大，有利于初乳中免疫球蛋白的吸收，故母乳喂养小儿血中的 IgA、IgG 及 IgM 浓度较牛乳喂养者高。但其他蛋白分子通过肠壁可产生过敏，因而人工喂养者容易出现过敏现象。但也因为通透性较大的原因，有部分早产儿会因为母乳蛋白质含量较高时出现蛋白质不耐受的现象。

纯母乳喂养每天大便可以有 3 ～ 5 次，通常呈稀糊样，金黄色。人工喂养大便呈颗粒状，是由于牛乳脂肪吸收率较低，与产道内的碱性肠液形成皂化反应形成，一般 1 ～ 2 天才大便 1 次。

5. 泌尿

虽然出生时早产儿肾脏肾单位与成人数量基本相同，但是不够成熟，肾小管功能不全，潜力有限，滤过面积也不足。肾小球滤过率仅为成人的 1/4 ～ 1/2，肾排出过剩，对钠的耐受程度低，容易出现水肿。肾脏浓缩功能也相对不足，若以较浓乳方喂早产儿，可导致血尿素氮浓度的增高。人工喂养者其血、尿磷容易增高，引起钙磷平衡失调，产生低钙血症。

大多数早产儿出生后不久便排尿，一般不超过 24 小时。如果喂养不足，生后第一天可仅排少量的尿。早产儿一般一天可排尿量为 40 ～ 60 mL/kg。大约每天排尿 20 次，有的甚至半小时或十几分钟就排尿一次。其尿液的正常颜色呈微黄色，有的新生儿于生后 2 ～ 5 天出现排尿时啼哭并见尿液染红尿布的现象，这与白

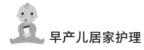

细胞分解较多使尿酸盐排泄增加以及小便量较少有关。可加强喂养，一般持续数天后自行消失，不用特殊处理。如果尿液颜色较黄，要考虑是否有过多的尿胆红素排出，需检查以便确定胆红素代谢是否异常。

6.血液

早产儿血容量的多少与脐带结扎的早晚有关。延迟脐带结扎有利于宝宝有较高的红细胞计数及血红蛋白含量。新生儿血红蛋白通常在150~220 g/L。如果新生儿血色素 < 145 g/L 则考虑为贫血。早产儿贫血发生率比足月儿高，出现时间更早，持续时间亦更长。如果不及时引起重视可直接影响早产儿的生长发育，因此需要重视。早产儿生后白细胞计数较高，通常第 1 天平均为 18×10^9/L，第 3 天开始明显下降，第 5 天接近婴儿值。出生 3 天内白细胞计数 > 30×10^9/L，或 3 天后白细胞计数 > 25×10^9/L 提示有感染可能。在白细胞分类计数中新生儿以中性粒细胞为主，第 1 天中性粒细胞为（67±9）%，淋巴细胞为（18±8）%。其后中性粒细胞数比例下降，淋巴细胞比例上升，两者在生后 4 ~ 6 天几乎相等。

7.代谢

胎儿出生后由于糖原储备不多，代谢较成人旺盛，如果不及时补充，在出生后 12 小时内糖原就可能消耗殆尽。加之糖异生能力不足，早产儿比足月儿更容易出现低血糖。

早产儿由于接触阳光较少，皮肤合成维生素 D 不足。母乳中维生素 A、维生素 D 含量不足，常会出现维生素 A、维生素 D 不足的现象，需额外补充维生素 A 和维生素 D。

8. 内分泌

甲状腺素对胎儿与婴幼儿脑发育乃至全身各器官系统生长发育起到重要作用。但早产儿的甲状腺发育不完善，尤其是下丘脑 – 垂体 – 甲状腺轴发育不成熟，较足月儿更易发生甲状腺功能减退，导致器官系统发育落后、合并症与死亡率增高。早产儿的甲状腺功能与胎龄呈正相关，胎龄越小，甲状腺激素水平越低。早产儿需持续数周才逐渐恢复至足月儿 1 周内的水平。

皮质醇是保证基础状态时不发生低血糖的重要激素。血皮质醇浓度随胎龄增加而增加到足月。糖尿病母亲所产早产儿可能由于母体血糖较高透过胎盘进入胎儿体内引起胎儿胰岛素反应性分泌较多，生后如果不能及时获得足够的营养，将很容易出现低血糖。

9. 神经反射

早产儿头部相对较大，占体重的 10%～12%，约占身长的 1/4（成人约为 1/8），但脑沟、脑回仍未发育完全。早产儿大脑皮质和纹状体发育尚未完善，神经鞘没有完全形成，故常常出现兴奋泛化反应。脊髓末端在第 3～4 腰椎下缘，相对较长。

足月儿会呈现出各种原始反射：觅食、吸吮、拥抱及握持反射等。但早产儿常常不能出现吸吮反射和握持反射。有些体征如巴宾斯基征、克氏征可以呈阳性。腹壁反射及提睾反射常不稳定。

早产儿味觉发育良好，有先天性的避苦趋甜现象。甜味可引起吸吮运动并对其产生安抚效应。早产儿嗅觉较弱，但对母亲的味道能引起反应。通常已经达到出院标准的早产儿对光有

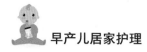
反应，但视觉不清，视距较近，一般为 15 ～ 20 cm，听觉明显增强，响声常引起眨眼。触觉及温度觉灵敏，痛觉较迟钝。

10. 免疫

免疫系统的发育从胚胎早期开始，在胚胎 6 周时胸腺已形成，T 淋巴细胞发育，12 周左右出现分化抗原形成 T 辅助细胞（$CD3^+$、$CD4^+$）和 T 抑制细胞（$CD3^-$，$CD8^+$)，早产儿由于 T 抑制细胞的功能较足月儿弱，因而生后早期卡介苗暂时不接种。由于 T 辅助细胞的功能较弱，产生的白介素 –2（IL–2）活力较低，因而不能发挥细胞免疫的防御反应，所以早产儿极易出现严重感染。

在胚胎 6 ～ 8 周时 B 淋巴细胞开始发育，10 ～ 11 周血清中出现 IgM，12 周血清中出现 IgG，30 周血清中出现 IgA。由于 IgG 可以透过胎盘，母体大量的 IgG 进入胎儿体内，故出生时 IgG 已达到较高水平。来自母体的 IgG 对新生儿有保护作用，可以减少感染的风险，但早产儿从母体获得的抗体并不全面，有的抗体不能透过胎盘（如肠道志贺氏菌、沙门氏菌、大肠杆菌、梅毒反应抗体等）或透过胎盘能力很差（百日咳、流感杆菌抗体等），因而新生儿期发生这些病原体感染的概率仍较大。由于早产儿非特异性免疫不全，容易导致感染扩散而成为败血症。母乳中含有较多的免疫球蛋白和细胞因子，可以有效提高早产儿的免疫能力，因此应该大力提倡母乳喂养。

第二节　新生儿常见特殊情况

正常新生儿存在一些正常的特殊表现，并不是疾病状态。这些特殊表现有的在短时期内存在，有的可能持续终生。我们必须注意区别这些特殊表现与正常和异常之间的关系。本节重点讨论属正常范围的新生儿的一些特殊表现。

一、生理性体重下降

出生数天内的新生儿由于摄入量偏少，细胞外液的水分丢失较多，胎粪的排泄等因素，会出现"生理性体重下降"。通常发生在生后 2～4 天，一般较出生体重下降 4%～7%，最多不超过 10%。随着吃奶量的增多，一般在生后 10 天左右恢复至出生体重，并不影响以后的生长发育。一旦体重恢复，随着吃奶量的增加，体重会迅速增长，一般每天可增 30 g 以上，满月时体重一般较出生时增加 1～1.5 kg。

二、生理性黄疸

生理性黄疸在新生儿中已是很普遍的现象，足月儿中约有 50% 可出现黄疸。一般在生后 2～3 天出现，4～5 天达到高峰，7～10 天消退。而早产儿多于生后 3～5 天出现，5～7 天达到高峰，可延迟到 2～4 周才会消退。生理性黄疸的轻重程度有差异，但不能够超过其日龄对应的黄疸范围。超过其日龄对应的黄疸值将视为高胆红素血症，达到相应指标均

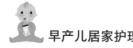

需进行光疗。

三、胎脂、胎毛多

刚出生的新生儿一般全身皮肤覆盖一层灰白色的胎脂，胎脂有保护皮肤和保暖的作用，其量的多少有个体差异，一般在生后数小时逐渐被吸收，一般不用特别清理。但皮肤皱褶处较厚的胎脂不易完全吸收，有可能导致皮损并引起感染，最好用温开水打湿毛巾后轻轻擦去，但切忌用力擦拭，以免导致皮肤损伤。如果使用温水擦拭不能洗净，可以适当使用润肤油进行浸泡后擦拭。足月的新生儿基本无胎毛，但也有少数的新生儿可以呈现较为明显的胎毛，通常随年龄的增长而逐渐退掉，不用特殊处理。

四、水肿

新生儿生后 3～5 天可以在眼窝、手、足、小腿、耻骨区等出现轻微的水肿，这与新生儿水代谢不稳定有关，一般 2～3 天消失。如果出现水肿明显或持续性水肿则需考虑疾病可能性。

五、内眦赘皮

内眦赘皮是指内眦表层的皱襞覆盖了下面的眼角，有时如斗鸡眼样貌。这种现象会随年龄增长、鼻梁隆起而逐渐消失。

六、粟粒疹

大约 40% 的新生儿会出现粟粒疹。一般分布在鼻尖、鼻翼、颊、颜面等处，呈黄白色，一般针头样大小。主要是由于孕期妈妈的激素造成新生儿皮脂腺堆积而成，一般在生后 4 ～ 6 个月会自然消失，不需处理。

七、毛囊炎

毛囊炎呈突起的针尖样大小的脓疱，通常脓疱不多，周围有很窄的红晕，常见于颈根、耳后、肘曲、腋窝等部位，数日内消退。但是，如果脓疱过大、数目较多或脓疱破溃、渗液以及新生儿出现发热、少吃、少哭、少动、反应不好等情况需及时就诊。

八、新生儿痤疮

新生儿痤疮主要是由于出生前母体的雄激素进入胎儿体内，出生后促使皮脂腺分泌。新生儿面部皮脂腺发达，分泌过多的皮脂腺液体会淤积在毛囊内，致使皮肤形成粉刺样丘疹，就像"青春痘"一样。通常情况下新生儿痤疮在生后数周会自行消退，多数不留任何痕迹。个别重度痤疮的婴儿应送院就诊，需排除是否有性早熟或异常男性化。

九、汗疱疹

在炎热季节，部分新生儿常在前胸、前额等处见针头大小的水泡样皮疹——汗疱疹，又称白痱。这是因为新生儿皮肤代谢旺盛，产生的皮屑导致汗腺口堵塞，加之新生儿汗腺功能欠佳，分泌的汗液不能顺利排出而被封堵在汗腺管内，从而形成汗疱疹。当汗疱疹因发炎而发红时则称为热痱。热痱会产生强烈的痒痛感，导致新生儿出现睡眠不安稳、烦躁、哭吵等多种异常表现。

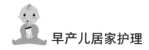

因此对于新生儿而言，要注意环境温度不宜过高，皮肤要注意保持清洁卫生和凉爽干燥。

十、红斑痣

红斑痣在出生时即可存在或在生后数日内出现，为分布于新生儿前额或眼睑上以及颈后部的斑状血管瘤，呈红色的斑疹，边界较清晰，对新生儿健康无影响，颜色可从淡红色至深红色不等。红斑痣是由接近皮肤表面的微血管扩张所致，部分新生儿可以在生后数月内自行消失。

十一、毛细血管瘤

新生儿血管瘤在出生时即可见或生后数日出现，常在生后 2 周时缓慢生长。毛细血管瘤又称草莓状血管瘤、草莓状痣。表面凹凸不平似草莓状，大小不一，颜色鲜红，压之褪色，松开后又慢慢充血饱满，边界清楚。多数在皮肤表面，少数居于正常皮肤被覆之下。分布于头、面、颈、肩、躯干及四肢，呈单个或多个。毛细血管瘤很少有并发症，因此，在新生儿期可不必治疗，仅需定期观察和耐心等待。如若逐步增大可予以治疗。

十二、青记

青记多见于背部、臀部、骶尾部、小腿、手足等部位，呈蓝灰色色斑，又称青斑或青痣，是特殊色素细胞沉着所致。不需要治疗，多数在 2 ～ 3 岁消退，个别在 7 ～ 8 岁才自然消失。

十三、咖啡牛奶斑

咖啡牛奶斑呈棕褐色、浅褐色的斑块，其大小不等，形态不一。多见于新生儿四肢或躯干。咖啡牛奶斑本身对婴儿健康无碍，但如果数目较多（5个以上）有可能提示新生儿患有神经纤维瘤，需要进一步检查。

十四、色素痣

色素痣多数呈黑色，也有的呈褐色，又称黑痣。色素痣可在出生时即存在，大小不一，也有的呈大片的巨型带毛色素痣。可以单发，也可多发于各处皮肤，常伴有毛发生长。黑痣多为良性，一般不扩展，极少转化为恶性，但巨型带毛色素痣恶性程度较高。

十五、寿星头

寿星头是指新生儿头部外形如老寿星头状，通常是由于分娩时胎头经产道挤压造成，一般生后数天很快恢复正常，不需处理。

十六、乒乓头

乒乓头多见于初孕胎，因颅骨软化，按压枕骨和顶骨时犹如乒乓球感而得名。主要是由于胎儿胎头入盆较早，胎头大，骨盆小，因而抑制了颅骨的钙化，在出生后新生儿头顶、枕骨可出现范围不一的颅骨软化区。这与佝偻病无关。颅骨软化区一般可自行骨化，无须治疗。

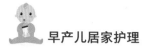

十七、生理性脱发

部分新生儿在生后数周可出现生理性脱发。有的突然发生，有的较为隐蔽。突然发生脱发、脱发明显的情况比较少见。隐蔽性脱发较多见。无论是哪种都不应该出现斑秃的现象（就是一片完全没有毛发）。生理性脱发的原因尚不清楚。多数在数月后复原，不过有的可持续数年，但最终多数能复原，并不需要特殊处理。

十八、额外齿

额外齿又叫胎生牙，在新生儿时即可出现，常见在乳牙的下门牙的位置上带有1个或1个以上的易位切牙，属于多生的牙。这种牙松动易脱落，无釉质，可刮伤新生儿的舌头、舌系带以及妈妈的乳头。由于额外齿松动容易脱落，在新生儿吸吮时可能出现脱落被吞食或者误入气管中。当发现新生儿有这种情况时，最好请医生进一步诊断是否需要拔除。

十九、喉喘鸣

新生儿发生喉喘鸣，表现为呼吸声较响，出生后即可以有此表现，但很多是在生后数周才引起注意。有喉喘鸣的新生儿在哭闹、激惹或吃奶时出现喉部的呼吸声响加剧，在安静睡眠时这种声响明显减低。仔细观察可以发现声响主要在吸气时出现，咽喉部检查通常不能发现问题。这类新生儿平时并无不适感，生长发育也正常，不需要特殊处理。多数在6个月至1岁逐渐消失。

二十、乳腺肿大和泌乳

部分新生儿在生后 4 ～ 7 天出现乳腺肿大，形如蚕豆或核桃大小，或可见泌乳现象，此为母体激素的影响所致。新生儿体内存有一定量来自母体的雌激素、孕激素和催乳素，其中雌激素和孕激素可以使新生儿乳腺肿大。孕激素和催乳素在新生儿体内代谢很快，维持时间不长，但催乳素代谢较慢，能维持较长时间。因此在生后 4 ～ 7 天部分新生儿乳房可以出现泌乳现象。不可进行挤压，以免出现感染，一般生后 2 ～ 3 周可自行消退，并不需要特殊处理。

二十一、红色尿

新生儿在生后 2 ～ 5 天的时候可出现尿液染红尿布的现象，一方面这是因为新生儿生后数日内白细胞分解较多，使尿酸盐排泄增加；另一方面是由于生后短期内奶量不足，小便较少而引起。一般持续数天后会自行消失。

二十二、假月经

有些女性新生儿于出生后 5 ～ 7 天阴道会有血性分泌物排出，称为"假月经"。这是由于分娩前胎儿的阴道上皮及子宫内膜均受到母体雌激素的影响，到出生后，母体雌激素中断，造成类似月经般出血，故称"假月经"。无须特殊处理，数天后即可消失。

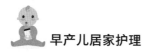
二十三、隐睾

绝大多数正常男婴在出生时睾丸已下降至阴囊内，但也有少数新生儿睾丸下降不全而停滞在腹股沟内。这部分新生儿阴囊内没有睾丸或只有一个睾丸。通常在腹股沟部位可以扪及没有下降的睾丸。部分新生儿随年龄增长会逐步下降，可以定期观察。如果至6个月时还未降至阴囊内，则自行下降的概率很小，应考虑治疗。

二十四、新生儿形态变异

因胎位不正，或在产前一段时间内经受母亲骨盆及子宫的强力压迫，或羊水过少、羊水渗漏及小子宫（双子宫）等，部分新生儿在出生后会表现为特异的形态。

通常有如下特点：①单侧居多；②胎生即有表现；③多见于足月新生儿或过期产儿，早产儿罕见；④一般不合并其他畸形；⑤多数在2～3周自然消退，也可稍晚些，但很少留有终生痕迹；⑥因此类新生儿习惯于胎内姿势，生后最舒适位置仍继续保持同一姿势，一旦姿势改变，则感到不适或哭闹，直至恢复胎内姿态，才能安静或入睡。

常见的情况有①足上翻：足背贴于腹部，偏向腓侧，因宫内位置压迫所致，多见于第一胎，约有1‰的发生率。②足底内翻：足底偏向内侧，踝关节和足跟位置正常，严重者可形成马蹄足样。③足趾弯曲重叠：当双下肢在子宫内呈盘膝交叉时，常可引起第3、4、5足趾的弯曲重叠。这些形态变异日后可逐渐恢复。

第三节　早产儿生长发育相关测量方法及正常值

早产儿生长发育相关测量数据对全面了解身体基本情况、生长发育状况以及生理和病理情况具有重要意义，对早产儿以后的生长发育也具有指导性。因此，掌握相关数据的测量方法和了解相关测量数据的正常值对于早产儿居家护理尤为重要。

一、头围

准备一根软尺，先找到宝宝两条眉毛的最高点——眉弓，再寻找到脑后的最高点——枕骨结节。想象将两眉弓连接成一条线，并找到这条线的中点。以此点为起始点，将软尺的零点放在该点上。将软尺沿眉毛水平和耳郭上沿和新生儿后脑的枕骨结节环绕一圈回到起始点。读取并记录软尺的刻度即为头围。头围可每周测量一次。

二、体重

体重的测量最好用电子秤，读数要能够精确至克。常常在宝宝洗澡擦干身体后进行裸体测量。可每周测量一次，其正常值可对照早产儿生长曲线。

三、身长

身长即卧位长，是测量宝宝头顶到脚跟的距离，最好将软尺拉直固定于硬板上，或使用带有刻度的测量床，头顶点使用一硬板轻

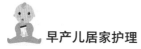

轻压平并对于"0"刻度线，将宝宝拉直平躺，使用硬板平齐测量脚跟，位置刻度读数即为身长。可每周测量一次，其正常值可参照图1-1。

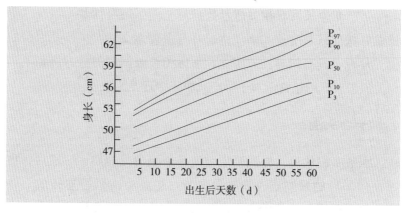

图1-1　儿童身长曲线

四、呼吸

　　早产儿呼吸时胸廓运动幅度小，以腹式呼吸为主，腹部运动更明显，因此通过观察呼吸时腹部的运动数出来的呼吸次数才准确。要在安静时数才能真正反应新生儿的呼吸状态。当新生儿哭闹、吃奶、憋气、身体扭动时，或这些动作刚刚结束时呼吸均会有明显增快。这种状态下数出来的呼吸次数是不能反映新生儿的真实情况的。计算呼吸次数时要注意观察新生儿的腹部运动，一起一落方为一次呼吸，不要把一吸一呼（一起一落）数为两次呼吸。在安静时，正常早产儿呼吸次数一般为40~50次/分，如果持续性呼吸超过70次/分称为呼吸增快，如果呼吸次数少于30次/分称为呼吸减慢。

五、尿量

宝宝小便次数随奶量不同以及新生儿膀胱大小不同而差异很大。新生儿尿量可以使用电子秤进行称重。一般采取先称空的尿不湿重量（精确到克，1 g 约为 1 mL），然后称含尿液尿不湿扣除空尿不湿的重量便得到其尿量。通常 24 小时尿量按照每千克体重每小时计算在 2~5 mL（如：3.5 kg 体重的宝宝，24 小时尿量总共为 400 mL，则每千克体重每小时尿量为 400 ÷ 3.5 ÷ 24=4.76 mL）。如果每小时每千克体重尿量小于 2 mL 称为少尿，小于 1 mL 称为无尿，大于 5 mL 称为多尿。

六、体温

早产儿体温中枢神经系统发育不完善，汗腺发育不全，体温调节功能差，易受外界温度的影响而波动，体温应维持在 36.5~37.5℃。回到家后，可以一天测量两次，测体温最好能够使用水银体温计测宝宝腋窝温度（注意要将宝宝手臂靠拢躯体以免测量不准）或使用耳温枪测耳内温度。若体温低于 36℃ 或高于 38℃ 时，应查找原因，并及时就医进行处理。

（张　勇）

参考文献

［1］邵肖梅，叶鸿瑁，丘小汕 . 实用新生儿学 [M].5 版 . 北京：人民卫生出版社，2019.

［2］胡亚美，江载芳，诸福棠 . 实用儿科学 [M].7 版 . 北京：人民卫生出版社，2002.

第二章

早产儿居家
环境及安全
特点

第一节　居家环境

早产儿提前从妈妈温暖的子宫小屋来到多变、复杂的外部世界，环境发生了覆天翻地的变化。为其营造一个安全、舒适的居家环境，帮助宝宝逐渐适应生活环境，对他一生的成长都是非常重要的。

一、早产儿居室的基本条件

（一）专用的房间或专用的区域

（1）早产儿居室尽量选择朝南、向阳、光线充足的房间。有条件的话，最好给宝宝和妈妈留有专用的房间，也可把房间的某一处合适位置列为宝宝和妈妈的专用活动区域。

（2）婴儿床的四周要留出足够的空间，以免做家务影响宝宝或者发生事故。同时远离灯座和任何挂有悬垂线圈的物品，如窗帘、布幔，远离电扇、电热器等家用电器；四周铺上厚地毯，避免宝宝坠床时造成更大的伤害，如图2-1。

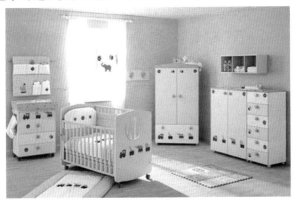

图2-1　宝宝房示例

特别注意

（1）婴儿要避免被阳光直射，强烈的太阳光会刺激宝宝的眼睛。

（2）婴儿床的放置不仅要方便妈妈日常看护，还要便于母子经常性的目光交流。

（二）保持室内的温度和湿度

保持室内的湿度是父母常忽视的，早产宝宝房间的温度控制在 22 ～ 24℃为宜，湿度保持在 55% ～ 65% 为宜。冬季，可以借助

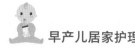

空调、取暖器等设备来维持房间内的温、湿度。也可以在室内挂湿毛巾，使用加湿器等。为了保证房间内空气的新鲜和湿度的适宜，一定要注意定时开窗通风换气。夏季，新生儿的居室要凉爽通风，但要避免直吹过堂风。

（三）去尘防灰，清洁卫生

（1）早产宝宝对外界病原体的抵抗能力很弱，因而要特别注意室内环境的清洁。居室不论春夏秋冬，都应保持空气清新且禁止抽烟。一个月以内，尽量避免众多亲朋好友来访探视，当心室内空气污染和病原体侵入。家人外出归来，应清洗双手并更换外衣后再接触宝宝。

（2）家具要经常用干净的湿布擦拭；扫地时避免尘土飞扬，最好用半干半湿的拖把拖地。婴儿的床上用品应 2 ～ 3 天替换清洗一次，并在太阳下晾晒。

（3）家中最好不要养猫、狗、鸟等动物，如果已经豢养宠物，应注意不要让猫、狗、鸟类等动物进入宝宝的房间。

（四）柔和的音乐和明快的色彩

（1）优美柔和或轻松明快的音乐可定时交替播放，但要注意控制音量，声源不要靠近宝宝。

（2）有研究表明，在明快的色彩环境下生活的宝宝，其创造力比在普通环境下生活的宝宝要高。可以在宝宝的居室环境中，有意识地增加各种明快的色彩，给宝宝良好的刺激，有利于其身心发展。

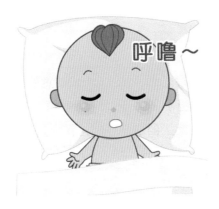

呼噜～

二、空调、电风扇和热水袋的正确使用

（一）空调

使用空调时，房间内的实际温度不要与室外温差太大，避免宝宝进进出出受凉或者中暑。

（二）电风扇

电风扇不能直接对着宝宝吹，可对着墙面或其他方向吹，靠电风扇吹出的风在空气中形成的流动气流，来降低居室温度。风速、风力不能太大、太强，以慢档、低速为佳。

特别提醒

　　婴儿床不能直接放置在吊扇下面，不论风速开得多慢，入睡的宝宝毛孔张开，很容易受凉，影响健康。

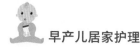

（三）热水袋

（1）冬天用热水袋给宝宝取暖时首先要注意检查热水袋的质量，避免热水袋因橡皮老化或者橡皮劣质而意外破裂，烫伤宝宝。

（2）热水袋水温不宜过高，维持在 40～60℃较好，可 1～2 小时换热水 1 次；灌入的水量应保持在容量的 1/2 左右；灌水后仔细检查盖子是否已经旋紧，然后用薄棉垫或者毛巾包裹，放置在距离宝宝脚边 10 cm 处。

注 意

热水袋的出水口永远背对着宝宝的身体。（以下图片就是错误示范，切勿照做）

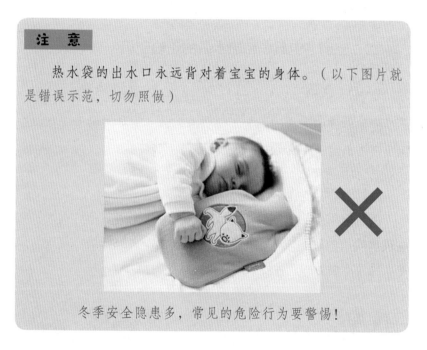

冬季安全隐患多，常见的危险行为要警惕！

三、消除家居环境中的安全隐患

（1）床上不要放置衣物或其他的东西，特别是各种包装袋、塑料纸、马甲袋、尿布、衣服等杂物，避免婴儿窒息。

（2）安全取暖，避免烫伤。冬季使用热水袋、取暖器、热水瓶时一定要小心，稍有疏忽就容易造成宝宝烫伤。冬天的取暖器一定要有围栏保护。

（3）收妥细小物品和易碎物品。

第二节　睡眠环境与安全

> 　　睡眠是使神经系统得到充分休息的最有效的措施。睡眠不仅要有足够的时间，还要有足够的深度，即睡得沉、睡得香。所以父母应为孩子创造一个良好的睡眠环境。

一、给宝宝一个安全的睡眠环境

下面是一些为婴儿提供安全睡眠环境的建议：

（1）测量一下婴儿床的围栏，保证它们之间的间隔不大于6 cm。如果围栏间隔过大，婴儿的头部就有可能被卡在两条围栏之间。

（2）必须保证床垫绝对适合婴儿的尺寸。

①太小的床垫会使床沿出现空隙，容易造成婴儿被困以及窒息。把床垫推到床的一端，检查剩下的空隙是否超过 4 cm，如果

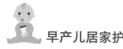
还能在床垫和床沿之间放得下两根手指头，这就说明床垫太小。要明白太软的床垫容易被挤到床的一边。事实上，不应该把婴儿放到任何柔软的平面上。水床、内装豆子的布袋、软而松的表面物的皱褶和缝隙均会使婴儿面部周围的空气滞留，妨碍婴儿呼吸。

②定期检查婴儿床垫的支撑系统，任何不在正当位置的挂钩必须修理或更换。支撑床垫的挂钩和床板应有保险夹使之安全地嵌在凹槽里。

（3）确保床的安全围栏沿床周边稳妥地固定好。

（4）床单并尽可能铺平，将床单边紧紧地塞在床垫以避免皱褶而阻碍婴儿的呼吸。不要使用活动的塑料床垫罩或防水床单，以免缠绕婴儿头部而导致婴儿窒息。床单和毯子应大到可以塞进床垫，而被褥却不要塞得太紧，否则会限制婴儿的活动自由。

二、早产儿睡眠环境不要太安静

（1）通过细心观察，了解什么样的声音以及多大的音量是宝宝可接受的，并仔细观察宝宝对各种声音的反应，采取一些必要措施，及早养成宝宝的正常睡眠习惯。

（2）儿童保健专家建议，没有必要让睡眠环境绝对安静，可以小音量地播放一些轻柔优美的音乐。这样，既能促使婴儿安然入睡，也可以锻炼婴儿在周围有轻微声音时照样睡得安稳，增加婴儿适应环境的能力。

（吴　姣）

第三节　捂热综合征的预防

面对可爱的新生宝宝，很多家长都生怕宝宝"穿不暖"，给宝宝裹得严严实实，结果保暖过度，导致有些宝宝得了捂热综合征。

捂热综合征又叫蒙被缺氧综合征，冬季发病率较高，由于婴儿的体温调节中枢尚未发育成熟，产热多、散热慢，如果再保暖过度，会让宝宝大量出汗，体内严重缺水，可能导致缺氧、高热、抽搐，严重或治疗不及时者，可导致死亡或遗留神经系统后遗症。我们呼吁家长们，千万不要给宝宝捂太厚啦！

一、如何判断宝宝是不是捂太厚了？

如果发现宝宝有小脸通红，出汗多、头发湿、呼吸较快、焦躁不安、长痱子、精神差等一系列表现就说明宝宝穿多了，这时需要家长立即给宝宝松解衣物，同时用温水擦浴，注意手脚需要保暖。

同时还要给宝宝测量体温，如果发现腋下体温 ≥ 37.5℃，就说明宝宝体温过高了。如果发现宝宝体温更高了甚至出现大汗后体温不升（＜ 35℃）、四肢发凉、末梢青紫、脸色发绀或苍白等，需要及时送医，就医途中也不要给宝宝穿太多了。

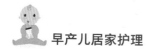
二、如何预防捂热综合征的发生?

本病的发生重在预防,家长们应该学习科学育儿知识,摒弃错误认知,如认为穿得越多越好、发热需要捂出汗等。可以从下列几方面来预防:

(1)母婴分床睡,宝宝睡觉时衣被不要盖过头顶,选择纯棉质地,排汗透气的衣物,床上不要放其他用物。

(2)调节卧室温度,每天通风2~3次,每次不少于30分钟,冬季注意保暖。纠正宝宝不良喂养习惯,如含着妈妈乳头入睡、在妈妈腋下睡觉等。

(3)出门时不要包裹太紧,少去人多、不通风的地方。

第四节　婴儿猝死综合征的预防

一、什么是婴儿猝死综合征?

婴儿猝死综合征是指1岁以内健康的婴儿在睡眠中突然发生意外死亡。宝宝出生后1~6个月,是猝死发生率较高的时期,且一般发生在凌晨至午夜,不易察觉。过了6个月后,宝宝的呼吸功能逐渐成熟,猝死风险会降低。

二、婴儿猝死综合征的危险因素有哪些?

(1)母亲在产前接触过酒精或毒品、缺乏良好的产前护理。

(2)吸烟是最危险的因素,母亲有孕期吸烟或者被动吸烟史。

（3）宝宝俯卧位睡眠。

（4）其他，如婴儿睡觉时头面部被遮挡引起窒息、过热、早产、感染、遗传等。

三、如何预防婴儿猝死综合征？

家长们也不要过于担心，学习促进婴儿睡眠安全的有效方法是预防婴儿猝死综合征的重要措施。

（一）适当的睡眠姿势

让宝宝仰卧睡眠，这是目前为止，被认为最有效的预防措施。宝宝俯卧位存在着窒息甚至猝死的风险。宝宝醒的时候可以适当俯卧，睡着了一定不要俯卧。

（二）保持宝宝睡眠环境的安全

不要让宝宝睡在婴儿床以外的地方，如沙发、汽车座椅、婴儿背带、提篮等。婴儿床上不要放置任何软物，如枕头，使用适合的被单覆盖。不推荐使用床栏、防撞垫。有研究显示，宝宝在睡觉使用安慰奶嘴可降低猝死风险，家长们可以选择适合自己的方法。

（三）提倡母婴同室，不同床

建议在出生第一年、至少在出生6个月内，睡在父母的旁边，但在一个单独的床上。父母和宝宝一起睡可能会有压到宝宝和过热的风险，与吸烟、饮酒的父母同床，宝宝猝死的风险显著增加。

（四）宝宝睡觉时不要过热

宝宝睡在妈妈身边需要注意避免头部被遮挡，观察有无过热的表现：流汗、头发湿、呼吸快、烦躁哭闹等，不建议睡觉时用襁褓包裹宝宝，床旁可以准备电风扇，同时也可让宝宝周围的空气保持新鲜。

（五）提倡母乳喂养

新的研究发现，母乳喂养2个月以上可使猝死风险下降将近一半。吃母乳的宝宝比吃奶粉的宝宝觉醒更频繁、吸吮和吞咽更协调，呼吸系统发育更成熟，一定程度上降低了猝死风险。

（六）健康教育宣传

家长们可以通过学习相关书籍、学习网上课程、咨询专业人士等途径来学习必需的育儿技能。尽早关注宝宝睡眠安全，改善睡眠状况，除了能预防婴儿猝死综合征、对宝宝的生长发育也具有重要影响。

第五节　防烫伤

烫伤是宝宝常见的意外风险之一，而烫伤风险主要来自照护者们的不当操作。新生儿皮肤娇嫩且对温度较为敏感，成人感觉不热的温度却有可能将宝宝烫伤，所以家长一定要注意防范。

一、日常生活中哪些情况可能造成宝宝烫伤？怎样预防？

（1）冬天家中使用热水袋或取暖器、电热毯等取暖，水温过高或离宝宝太近就可能会导致宝宝烫伤。家长们要注意家中物品的摆放，让热源远离宝宝，天气太冷时可以开空调。

（2）宝宝洗澡时，水温没有调节到适宜温度（36～40℃），一点点烫水溅到宝宝身上，都可能引起烫伤。可以用使婴儿水温计，先加冷水再加热水，量好温度后再将宝宝放入水中，最好将家中热水器调到40℃；如果是在流动水下沐浴的话，一定要让调好温度的流水先冲洗家长手试温后再淋到宝宝身上。

（3）家长给宝宝冲调奶粉或热奶时温度不宜太高，否则不仅可能会将宝宝的口腔甚至食管烫伤，也会破坏奶汁中的营养成分。给宝宝喂奶入口适宜温度应与母乳温度接近，一般37～38℃为宜，喂奶前可以先将奶滴在手背上或手腕内侧感觉不烫时再给宝宝喂。温奶器设置为40℃左右为最佳选择。

二、如果宝宝被烫伤了怎么办？

（1）如果宝宝不慎被烫伤了，先在家中做一些必要的急救。如果皮肤发红，没有破损的话，可以将烫伤的部位置于流动的冷水中冲洗，要持续不断地冲洗或冷敷半个小时，再尽快送医。

（2）如果烫伤部位较深、面积较大时，不要强行脱下宝宝的衣物，如果衣服与皮肤贴合较紧，可用剪刀剪开。

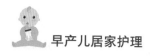
（3）不要给宝宝使用冰块或烧烫伤药膏，也不要挑破皮肤上的水疱，以免加剧损伤。

总之，宝宝烫伤重在预防，家长们应该尽量避免各种不安全因素，如怀抱宝宝的时候不要拿热的液体；将热源远离宝宝；暂留宝宝一个人时，用防护栏、爬爬垫等限制宝宝的活动区域；在家中合适位置安装烟雾探测器等。

第六节　外出住宿与安全

未满月的宝宝正处于自行适应外界环境的过渡期，防御能力会比较差。天气好的时候，家长们会迫不及待地带宝宝出去晒晒太阳，护理不当时容易导致宝宝生病。外出的话需要注意以下事项。

一、带齐必需物品

宝宝用物、食物、衣物、奶具等放在背包里，如果打算经常去户外的话最好备一个有遮阳棚、安全带、带刹车的婴儿车，可以为宝宝"遮风挡雨"。也可以选择适宜的婴儿背带。

二、尽量选择天气好的时候

去人少、空气流通的地方，春天出行需注意避免接触过敏原；夏季出行需注意防蚊可以用防蚊贴或者带把扇子，防止蚊虫叮咬宝宝；秋冬季出行需注意防寒保暖。

三、宝宝晒太阳时需注意

宝宝晒晒太阳可以促进钙的吸收，晒太阳的时候宝宝的眼睛需要遮挡起来，特别是在阳光和强光之下，可以使用遮阳帽或遮光板，避开紫外线强烈时段进行户外活动，也就是上午 10 点至下午 4 点。

四、乘车安全

开车时要保持车厢通风，以免宝宝缺氧。务必使用安装在后排座的安全座椅，刚出生至 1 岁的宝宝可选择面朝后的安全座椅或提篮式座椅。不建议乘车时把宝宝抱在怀里。

五、睡觉安全

宝宝睡觉时，尽量不使用宽松的毯子，可以选用宽松型且重量适合的睡袋，不要给宝宝束缚感。旅行或在其他陌生环境下也要让宝宝和妈妈住在一个房间，尽量让宝宝仰卧，用硬一点的床垫，这样能减少猝死风险。

（刘金梅）

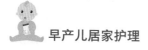
 第七节　推车使用安全

　　带小宝宝出门的家长们一般都会使用手推车，因为手推车比较方便，宝宝舒适，家长轻松，可减少长时间怀抱宝宝而劳累。但手推车使用时要注意安全，可能一不小心就给宝宝带来伤害。因此，家长要牢记手推车使用的注意事项，实时检查来保证宝宝的安全。

一、使用前进行安全检查

　　（1）检查车内的螺丝是否有松动。

　　（2）轮闸是否灵活有效。

　　（3）车座位周围不要悬挂物品，以免掉下来砸伤宝宝。

二、使用中的安全措施

　　（1）宝宝在车里要系好安全带，安全带松紧适宜。

　　（2）使用时推行速度不宜过快，并注意路面情况，不要在沙坑地或泥水地推车。有坡度的地方容易滑行翻倒，一定要握紧把手，最好安上制动装置。

　　（3）乘车行进时，两侧的轮滑锁必须处于完全锁好的状态，乘车的时间以每次 30～60 分钟为宜。

　　（4）宝宝在车上时家长视线不要随意离开。非要转身时，必须固定轮闸，确认婴儿车不会移动后再转身。

（5）坐车时切不可连人带车一起提起，正确的做法是一人怀抱宝宝，另一家长拎起推车。

 ## 第八节　乘车安全

车祸对宝宝的生命和健康是一个巨大的威胁。大多数车祸造成的伤亡可以通过使用汽车安全座椅来预防。新生儿乘车时，应该使用汽车安全座椅，这样更安全。婴儿应该坐在汽车后座上。

一、用安全座椅对宝宝的安全起到了什么作用

（1）宝宝在受到冲击或遇到汽车急刹时，儿童安全座椅可以有效固定宝宝，保护宝宝不撞在前面的倚靠上或防止宝宝从家长手里飞出。

（2）如果车子受到别的车子追尾或者撞击，安全座椅侧翼可以保护宝宝左右两侧和后背，在汽车受到撞击时减少对宝宝的冲击。

（3）宝宝睡觉不需要家长抱着睡了，而且现在安全座椅基本都可以调节角度，使宝宝睡觉更安稳、更安全。

二、怎样做好新生儿的乘车安全

（1）新生儿特别是早产儿不应放入带遮盖、腹部垫和扶手的安全座椅内，这些东西容易在颠簸时碰撞到宝宝的脸、脖子，从

而伤到宝宝。早产儿可以在安全座椅中采用半倚靠的体位。

（2）乘坐安全座椅时，不要给宝宝穿太厚，体积大或是笨重的衣服，这类衣物在车祸中会被严重压缩，会增加宝宝受伤的风险。

（3）绝对不允许将宝宝单独留在汽车内。

（4）请父母做好模范表率：上车后给自己系上安全带，这个好习惯会让宝宝一辈子获益。应确保宝宝的汽车安全座椅安装正确。

（5）美国儿科学会推荐：所有小于 2 岁的婴幼儿必须使用后向式婴儿汽车安全座椅，新生儿脊椎头部很脆弱，刹车瞬间产生的冲击力将产生致命性伤害。反向安装可以使冲击力得到很好缓冲，早产儿建议尽可能使用反向安装。

（吴　姣）

第九节　防虐待性头部创伤

　　新手爸妈们是否看到过因摇晃导致宝宝抽搐甚至更严重情况的相关报道？你知道摇晃为何会导致这么可怕的后果？哪些危险动作一定不要去尝试？日常生活中应当如何避免危险的发生？下面一起来解锁相关知识吧！

一、什么是虐待性头部创伤

虐待性头部创伤又被称为摇晃婴儿综合征或加害性创伤性脑

损伤，可导致严重的神经系统损伤甚至死亡。由于婴儿颈部肌肉、颅骨及大脑发育不成熟，头部相对较重，剧烈摇晃导致的惯性作用可导致头颅内小血管破裂，同时柔软的脑组织与颅骨反复碰撞也会形成脑损伤，如图2-2。

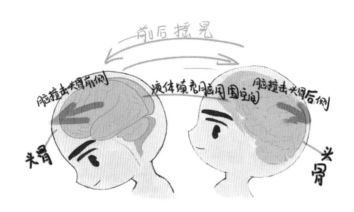

图2-2　摇晃婴儿综合征

二、虐待性头部创伤的表现

虐待性头部创伤外伤表现少见，硬脑膜下出血、视网膜出血及颅脑损伤为典型的三大特点。被施暴的婴儿临床表现差异较大，呈现多样性，常见的症状有吃奶差、呕吐、嗜睡、反应低下、哭闹、易激惹、抽搐等。由于无特征性表现，需要多学科评估判断，并与其他可能情况鉴别。

三、如何避免虐待性头部创伤

（1）虐待性头部创伤事件多是由于在日常照护婴儿过程中，婴儿哭闹使照护人员找不到合适有效的方法安抚，从而失去耐心、情绪失控，采取暴力摇晃等行为。因此良好的家庭支持系统、相互关爱的家庭氛围可避免不良情况发生，情绪不佳时可暂时回避，由其他家人代替。

（2）及时正确安抚宝宝的情绪，可轻抚背部并温柔地与宝宝语言交流，避免大力上下左右摇晃式哄娃，头部尚不能竖立的宝宝在抱起时应注意托住头部。

（3）选择婴儿摇篮时应当避免大幅度摇晃的类型，如图2-3，不要大力摇晃婴儿床或摇篮。

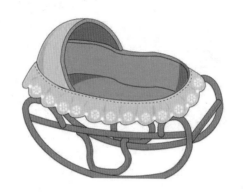

图2-3　摇篮

（4）早产儿应当慎用摇摇车、秋千等，并控制使用时间，因为其活动形式类似"摇晃"。

（5）选择减震效果良好的婴儿车，并能有效地固定。

（6）乘车外出时使用婴儿专用座椅。

（7）有危险的逗娃动作和游戏应当避免，如上下抛接、托举旋转、模仿中弹直挺后倒、直接把宝宝扔到床或沙发上等。

第十节 防噪声、强光、刺鼻气味的有害刺激

胎儿在母亲体内被光线幽暗、低分贝以及温暖的羊水包裹着有舒适的环境与安全感。宝宝出生以后，其生理状况和环境变化均极富挑战性。这一节我们一起来学习如何避免噪声、强光、刺鼻气味对宝宝的有害刺激。

一、噪声、强光、刺鼻气味对宝宝的影响

（1）噪声和强光会引起宝宝出现哭泣、睡眠紊乱等不舒适表现，甚至会导致视觉、听觉、心血管系统、神经系统等不良影响。

（2）长期的噪声环境会影响宝宝的听力，严重者甚至导致耳聋。

（3）有研究人员发现，宝宝出生后 30～90 分钟就能识别气味，刺鼻气味会影响宝宝呼吸状态，甚至脑血流的分布。

二、怎么防止噪声、强光、刺鼻气味的有害刺激

（一）防噪声刺激

（1）保持家庭环境安静，避免高分贝声音的不良刺激。

（2）门窗可安装隔音条，防止关闭时巨大声响。

（3）降低家里电视、电话、音响的音量。

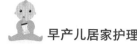

（4）家庭成员不要大声喧哗，温柔和谐的氛围让宝宝更有安全感。

（5）尽量让宝宝远离噪声源，不要去嘈杂人多的地方，若外环境有长时间无法避免的噪声，如装修的电钻敲打音等，可使用婴儿专用听力保护耳罩。

（二）防强光刺激

（1）避免强光直射，抱宝宝享受日光浴时应当避开阳光强烈的时段，根据季节不同适当调整，一般建议 10 以前或 4 点以后。

（2）洗浴时避免使用灯暖浴霸。

（3）宝宝的房间灯光应当柔和，可让宝宝逐步适应周期性的明暗光线，帮助区分白天和夜晚。

（4）拍照时避免使用闪光灯。

（三）防刺鼻气味

（1）选择环保的装修材料和家具，避免甲醛等有害物质对宝宝的影响。

（2）家庭成员避免在宝宝周围吸烟，也不要抱宝宝到有吸烟人群的公共场合，避免吸入"二手烟"。

（3）宝宝应当远离厨房的炒菜油烟。

（4）照顾宝宝的家人不要使用香水、指甲油等。宝宝的房间不要使用空气清新剂。

（5）宝宝的衣物存放不要使用樟脑丸，因有些酶缺陷的宝宝甚至可能被樟脑丸诱发溶血病。

第十一节　防坠落

宝宝会运用所有的感受器官来探索"新奇世界"：触摸、抓握、舔尝……他（她）们生长发育迅速，随着他们不断长大运动技能也不断提升，但随之而来的坠落风险也不可忽视，这一节让我们一起来学习如何预防坠落对宝宝的伤害。

一、坠落对宝宝的伤害

（一）身体伤害

（1）轻者造成宝宝局部皮肤擦伤、划伤、软组织挫伤、局部淤血、头皮血肿等。

（2）严重者造成颅脑损伤、骨折等不良后果。

（3）如果宝宝坠落后出现了精神状态改变、呕吐、活动异常、严重外伤等，应及时就医。

（二）心理伤害

（1）疼痛是一种不愉快的体验，会对宝宝近期及远期造成不良影响，婴儿期反复、持续疼痛可能导致心理障碍。

（2）宝宝受到惊吓及疼痛刺激后会产生不安全感，启动自我保护反应，从而不愿尝试新鲜事物，畏手畏脚。

二、怎样防坠落

（1）宝宝应当放置于有栅栏的婴儿床或游戏围栏内，不要让宝宝独自在床、沙发、椅子等处玩耍。宝宝周围的地板可使用软垫保护，以缓解坠落冲击力，如图2-4。

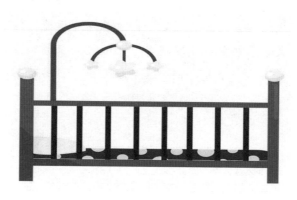

图2-4 婴儿床防护

（2）及时应答睡觉后醒来的宝宝，防止其自行翻身或越过栅栏坠落。

（3）怀抱宝宝时，应避免单手抱，可使用辅助工具，如背带等，防止照护者失手或宝宝活动度过大重心不稳而坠落。尤其是步行上下楼梯或使用电动扶梯时照护者应注意保持良好的视野，避免踩空导致重心失衡。

（何　敏）

参考文献

［1］邢唯杰，周菲菲，王靖，等．预防婴儿猝死综合征的安全睡眠环境证据总结 [J]. 中国护理管理,2020,20（12）,1831-1837.

第三章

早产儿居家基础护理

第一节 手卫生

"手"是细菌传播的重要途径，新生宝宝很容易受到细菌的侵袭，而正确保持"手卫生"可以有效地预防细菌的传播。那么在什么情况下应该洗手以及怎么正确地洗手是每位宝爸宝妈必须掌握的技能。

"手卫生"是什么呢？在医学上"手卫生"是洗手、卫生手消毒和外科手消毒的总称。在生活中护理宝宝该如何做呢？取适量洗手液通过七步洗手法，配合流动水来清除手上污垢和附着的细菌。在没有水源的情况下，我们可选取免洗洗手消毒液，同样采取七步洗手法完成双手的清洁。免洗洗手消毒方式不能完全取代洗手，手部有明显污迹时，宜采取流动水洗手。

一、洗手液（肥皂）的要求

（1）洗手液的选择，具有抗 / 抑菌功效，标注"卫消证字"的合法厂家生产的洗手液都可选择。

（2）盛放洗手液的容器宜为一次性使用。

（3）洗手液变质时应及时更换。

（4）肥皂及肥皂盒宜定期清洁，并保持干燥，但因肥皂盒积水容易滋生细菌，有条件的家庭还是推荐使用洗手液。

（5）免洗洗手消毒液应选择包装字迹清晰，合法厂家生产，标有卫消证字的产品。

二、什么时候该做手卫生

（1）接触宝宝前，比如抱宝宝，与宝宝游戏，为宝宝洗澡前。

（2）进行清洁操作前，比如为宝宝准备食物、收拾宝宝的干净备用衣物等。

（3）污染操作后，如咳嗽、打喷嚏用手捂口鼻后，处理宝宝大小便后，触摸钱币后、接触或处理各种垃圾和污物后等。

（4）手部有明显污染物时。

（5）传染病流行期间，触摸门把手、电梯按键等高频接触的物体表面后。

三、手卫生的方法

在流动水下，使双手充分淋湿，取适量洗手液（或肥皂）均匀涂抹至整个手掌、手背、手指、指甲缝和指缝，按照"七步洗手法"认真揉搓双手，不少于15秒，具体步骤如下。

第一步：掌心对掌心搓揉。

第二步：手指交叉，掌心对手背搓揉。

第三步：手指交叉，掌心对掌心搓揉。

第四步：双手互握搓揉手指。

第五步：拇指在掌中搓揉。

第六步：指尖在掌心中搓揉。

第七步：对手腕清洗。

七步洗手法见图3-1。

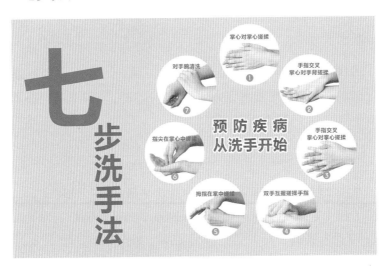

图3-1　七步洗手法

（史晓庆）

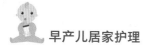

第二节 沐 浴

新手爸爸妈妈如何给宝宝洗澡呢？宝宝会害怕吗？很多家长担心宝宝洗澡会不会不适应？其实宝宝在妈妈肚子里的时候就一直泡在羊水里，只要水的温度适宜，对于宝宝来说，洗澡是一件容易接受的事情，但也不是一件简单的事情，那我们该如何做呢？

一、给宝宝洗澡前应做好哪些准备

（一）环境

关闭门窗，禁止将宝宝放在风口，防止着凉。室温控制在 26～28℃左右，夏季水温可调至 37～38℃，冬季可提高 1～2℃。

（二）用物

宝宝干净衣服、尿布、大浴巾（用于擦拭和包裹宝宝）、小方巾（用于清洁宝宝）、沐浴露或洗发水。准备酒精、棉签（用于擦拭未脱落的脐带）、婴儿油等物品，如图 3-2。

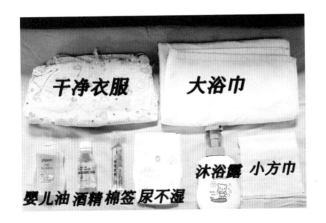

图3-2　用物准备

（三）照护者

妈妈应该摘掉手部以及腕部所有装饰品并剪短指甲，以防硌伤或划伤宝宝；沐浴前妈妈先清洁自己的双手，并避免对手过凉。

（四）宝宝

宝宝需清醒安静，最好在晚上睡觉前1小时左右或喂奶前沐浴，以防呕吐或溢奶。

二、给宝宝洗澡的具体步骤

（1）为了避免烫伤或摔伤宝宝，建议使用清洗过的专用沐浴盆给新生儿洗澡。先放凉水再加热水，水温控制在 37 ～ 40℃，可用水温仪测试，如图 3-3，也可用手腕内侧测试温度以不烫为宜。盆内注入 3/4 水，内可放置防滑架方便固定宝宝。

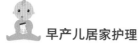

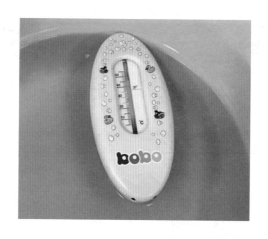

图3-3　水温仪

（2）将宝宝褪去衣物及尿不湿，让宝宝躺在照顾者左手臂内，照顾者左手握住宝宝左臂靠近肩处，右前臂托住宝宝双腿，右手握住宝宝左腿靠近腹股沟处将宝宝置于沐浴架上。

（3）洗眼睛面部。先用小方巾从内眦到外眦清洗眼睛，然后清洗宝宝面部。小方巾不要过湿，防止鼻孔和嘴进水。

（4）洗头。面部清洗完毕后，用手掌托住头颈部，左手拇指和中指分别将宝宝的双耳廓折向前方轻轻按住，避免水进入耳道。用小方巾将宝宝头发淋湿，取适量洗发水揉搓起泡，涂抹头发顺时针揉洗片刻，清水冲净，再用小方巾将头发蘸干，如图3-4。

（5）洗胸腹部。将宝宝放置在沐浴架上呈半坐位，用毛巾淋湿颈部、胸腹部，使用沐浴露揉洗片刻后清水冲净。

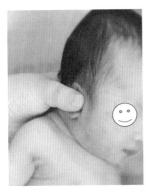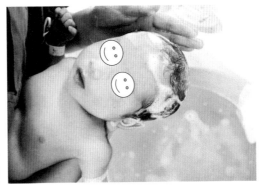

图3-4 洗头

（6）洗后背及臀部。让宝宝向前靠，用左手握住宝宝右肩处，让宝宝趴在照顾者左手臂上（注意不要压住颈部造成气道阻塞），毛巾淋湿后用沐浴露揉洗片刻，尤其注意腋下皮肤褶皱处，要清洁彻底，再用清水洗净，如图 3-5。

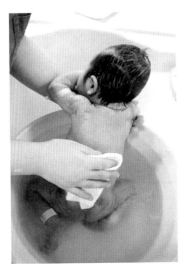

图3-5 洗后背及臀部

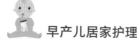

（7）会阴部的清洗。女宝宝应注意从前往后清洗，男宝宝只需要将外部清洗干净，不建议这么小就刻意清洗包皮或翻开包皮清洗龟头，但可以轻轻提拉包皮，将尿道口进行清洁，尤其注意将腹股沟皮肤彻底清洗干净。

（8）洗四肢：沐浴露揉洗片刻，即可冲洗干净，注意四肢皮肤褶皱处、关节处、手指间、脚趾间都要清洗干净，宝宝多有吃手的习惯，故小手指及指缝都要彻底洗干净，如图3-6。

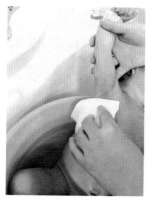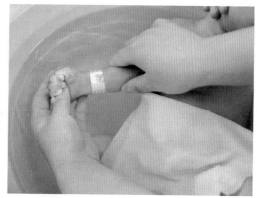

图3-6　洗四肢

（9）擦干。洗毕，左手托住头颈部，右手托住臀部，把宝宝抱出浴盆。放置于平铺的毛巾上，用另一浴巾包裹头部先擦干头发，再擦干身上的水分，检查全身皮肤，如图3-7。

（10）脐部护理：用棉签蘸取75%酒精，从脐带根部开始，由内向外、螺旋式消毒脐部及周围皮肤，并观察有无分泌物、异味等感染征象，如图3-8。

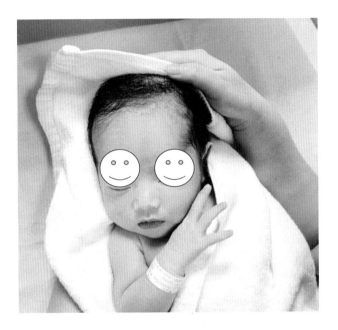

图3-7　擦干

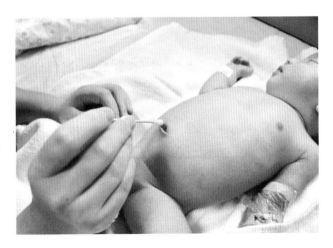

图3-8　脐部护理

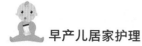

（11）皮肤护理：将润肤油倒置于手心搓热，再给宝宝做抚触（具体详见新生儿抚触部分）。

（12）臀部护理：检查臀部皮肤，涂抹护臀膏，形成透气膜保护，预防尿布疹，包裹好尿不湿，脐带未脱落者尽量露出脐部，如图3-9。

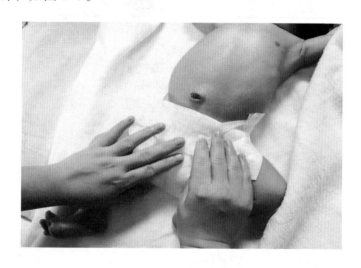

图3-9　臀部部护理

（13）根据天气换好干净衣服，厚薄适宜。

三、哪些情况不能给宝宝洗澡？

（1）接种疫苗当日一般不要洗澡。

（2）遇有频繁呕吐、腹泻时暂时不要洗澡。洗澡时难免搬动宝宝，这样会使呕吐加剧，不注意时还会造成呕吐物误吸。

（3）当宝宝发生皮肤损害时不宜洗澡，如脓疱疮、疖肿、烫伤、外伤等，这时不宜洗澡。皮肤损害的局部会有创面，洗澡会使创面扩散或受污染。

（4）喂奶后不应马上洗澡。喂奶后马上洗澡，会影响宝宝的消化功能，也容易引起呕吐。所以洗澡通常应在喂奶后 1 ～ 2 小时进行。

四、宝宝洗澡安全及注意事项

（1）任何时候都不能离开正在洗澡的宝宝，即使沐浴的水不是很深也有溺死的风险，所以离开哪怕一分钟能回来也不可以（比如接电话、有人按门铃等，如果必须离开，请用毛巾包裹宝宝抱着一起去）。

（2）洗澡时间不要过长，给宝宝洗澡时间控制在 10 分钟左右为宜。

（3）禁止使用浴霸取暖，避免强光灼伤宝宝眼睛，如果使用暖风机，避免将风口对着宝宝吹，以免烫伤宝宝。

（4）水温、室温控制好，避免烫伤及着凉，确保浴室温度在 26 ～ 28℃。

（5）托宝宝的手法一定要正确，避免摔伤。

（6）注意腋窝、腹股沟、颈部、手心等处的清洁。

（7）沐浴网和沐浴椅仅仅用于帮助洗澡，不能代替照护，严防溺水。

（8）沐浴水深严格控制，6 月内宝宝浴盆水深 5 ～ 8 cm，长大后最高不超过齐腰高（坐姿）。

（9）为防止烫伤，热水器水温设置应小于48℃，不要让宝宝

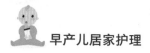

触摸水龙头把手，这可能导致严重伤害（如烫伤）。

（10）注意事项：减少沐浴露使用频率；避免水流进眼睛及耳朵；洗完澡及时用毛巾擦干，注意保暖。

五、宝宝洗澡后如何做好皮肤护理？

（1）建议每隔一天或两天给宝宝洗一次澡，洗澡太频繁，宝宝皮肤容易干燥。

（2）建议给宝宝使用温和的皂液，可选择无味的品牌。

（3）宝宝的手脚皮肤干燥是正常现象，避免使用带有香味的乳液，它会刺激宝宝的皮肤。

（4）不要把乳液直接涂抹在婴儿的脸上。

（5）如果婴儿的手上涂有润肤乳液，建议戴上婴儿手套或袜子，避免宝宝把含有乳液的手放进嘴里。

（6）避免使用婴儿爽身粉，因为粉末的吸入会伤害宝宝肺部。

（7）头痂是头皮上干燥的皮肤，看起来脏脏的。如果宝宝有头痂，试试晚上在头皮上擦凡士林霜或润肤油，然后第二天早上洗头，洗头时轻轻揉搓有助于去除头痂。如果一直存在或加重，可寻求医务人员帮助，切忌强行抠除。

第三节　臀部护理

> 宝宝刚吃完奶拉臭臭了，因臀部护理不当导致的尿布疹常搞得爸爸妈妈不知所措，不知道从何下手，急得团团转。那我们该如何给宝宝更换尿不湿、如何护理臀部皮肤呢？要注意些什么呢？请看下面内容吧！

一、如何更换尿布？

（一）准备工作

1.物品

选用大小合适透气性良好的尿布（避免不透气的塑料布或橡皮布）、湿纸巾、护臀膏，必要时使用温水及小毛巾。

2.环境

保持室内空气清新，环境温度控制在 22 ～ 24℃，早产儿可将室温控制在 24 ～ 26℃，湿度控制在 55% ～ 65%。

3.照护者

更换尿布前先洗手擦干（具体见手卫生洗手要求）。

4.宝宝

将宝宝放置到床上或尿布台上，尽量不要在刚喂奶后给宝宝更换尿布。

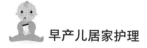

（二）流程

1.打开尿不湿

打开尿不湿观察大便的颜色、稀稠程度、量的多少。

2.清洁

将尿布对折后垫在屁股下面，用湿纸巾从前往后依次擦拭会阴、臀部，大便时用温水清洗会阴部及臀部。观察会阴部、臀部皮肤情况。移除尿不湿时可将尿不湿卷上包裹粘贴好再丢进垃圾桶。

3.更换尿不湿

完全展开干净尿不湿，垫在宝宝臀下。

4.涂抹护臀膏

蘸取适量的鞣酸护臀膏、凡士林油膏或婴儿护臀膏，均匀稀薄地涂抹在宝宝臀部。

5.调整尿不湿松紧度

将新的干净尿布包好，包裹松紧度适宜。

注意事项

更换尿布前后必须洗干净双手；每次更换尿不湿时用湿纸巾从前往后依次擦拭会阴、臀部；更换尿布时必须同时提起双腿，同时避免过度抬高双下肢导致血液大量回流到脑部引起不适；包尿布的松紧度以可以插进尿不湿一手指或两手指为宜。

二、怎样预防红臀呢?

正在换尿不湿的妈妈尖叫着呼喊:哎呀! 爸爸快过来看看! 宝宝的小屁屁怎么这么红啊? ! 还有好多小点点是什么啊? 这个严不严重? 怎么办啊?

(一)什么叫红臀

新生儿红臀也叫尿布皮炎,是常见和多发的皮肤损害性疾病。表现为肛周、会阴部和腹股沟皮肤潮红、糜烂、溃疡,伴轻微红色斑丘疹,或脓点分泌物,是由于臀部长期过于潮湿及尿便共同作用引起的。

(二)为什么会发生红臀

1.机体因素

早产儿皮肤娇嫩,皮肤防御功能差,机体免疫水平低,对周围环境较敏感,局部区域的皮肤长时间受尿便的刺激,皮肤表面及粪便中的细菌分解尿液中的尿素,产生大量氨,浸泡和刺激皮肤,在尿布包裹下,形成潮湿而密闭的环境,加重对皮肤的刺激。临床发现,部分男性患儿阴囊大而松弛,出生后又多处于仰卧体位,便后大便容易积聚在皮肤紧贴和褶缝处,故特别容易发生红臀并伴有阴囊表皮破损。

2.腹泻

腹泻时稀便中会有较多的脂肪、液体变形杆菌和微生物,这些物质均可诱发皮炎,继发细菌真菌感染。腹泻时患儿大便次数增多，臀部长时间处于湿热状态，导致肛周及尿布接触部位发红、糜烂、渗液。

3. 尿布因素

长期使用塑料布或橡皮布，或不透气的、劣质、粗糙、质硬的尿布，对新生儿的皮肤可造成直接伤害。另外，尿布中的染料是引起尿布皮炎的敏感因素。便后使用湿纸巾擦拭臀部者比使用棉布擦拭者的红臀发生率降低了近一半。由于湿纸巾能有效地清洁皮肤，并在皮肤表面留下一层滋润保护膜，起到了减少局部皮肤刺激的作用。

4. 喂养因素

纯母乳喂养的早产儿较配方奶喂养和混合喂养的早产儿患尿布皮炎的概率要小。这与母乳喂养儿尿液和粪便中的 pH 偏酸性有关。配方奶喂养的新生儿粪便中 pH 值为碱性，易使病菌繁殖，而且大便中的消化酶在碱性环境中被活化，可进一步刺激皮肤引起红臀。

5. 治疗因素

蓝光照射治疗新生儿黄疸，较常见的一种不良反应是腹泻，大便稀薄呈绿色，4～5 次/天，主要由于光疗分解产物经肠道排出时，刺激肠壁引起肠蠕动增加所致。因此光疗时大便次数会增多，粪便稀薄，导致红臀发生率较未接受光疗的患儿高。

6. 护理不当

未及时更换尿布，衣服包裹太多，使皮肤皱褶处及尿布接触部位受汗液及大小便的刺激，并长期处于潮湿的环境中，促使皮肤水化导致表皮浸润，表皮屏障功能破坏给细菌滋生创造了条件，粪便中的碱性成分及尿液中的氨，在皮肤损伤的基础上刺激皮肤加重炎性反应。另外，换尿布时清洗或擦拭臀部用力过大，也可造成皮肤损伤。

（三）红臀长什么样呢?

红臀发生在尿布包裹的部位，如臀部、会阴、阴大腿内侧等处。轻症表现为皮肤血管充血，臀部皮肤发红粗糙，表面干燥。严重者会有明显的皮肤糜烂，有渗出液，还伴有红色丘疹、水疱，可发生皮肤出血、破溃，并可导致继发感染，引起败血症。红臀可根据皮肤破损程度分为三度（见表3-1）。

表3-1　新生儿红臀的分度

分度	临床表现
Ⅰ度	局部皮肤潮红伴有少量皮疹，范围小
Ⅱ度	皮肤红，范围大，皮疹破溃并伴有脱皮
Ⅲ度	皮肤红，范围广，伴皮疹，皮肤发生较大面积的糜烂和表皮剥脱及渗液

（四）预防红臀要怎么做

1.加强臀部护理

保持臀部清洁干燥，勤换尿布，防止臀部皮肤始终处于湿热的环境。每次更换尿布用湿纸巾从前往后依次擦拭会阴、臀部，大便时用温水清洗臀部，臀部皮肤可以涂抹鞣酸护臀膏、维生素类（维生素A、维生素D、维生素E）、凡士林油膏或婴儿护臀膏。

2. 保持室内温湿度适宜

每日开窗通风2次，室温在24～26℃，湿度在55%～65%，有大便时及时更换，避免臀部皮肤长期处于湿热环境中。

3. 提倡母乳喂养

母乳易消化吸收，产生粪便刺激性小，可防止尿布皮炎的发生。

4. 减少机械性刺激

选择质地柔软、透气性好、大小合适的尿布，松紧度适宜，勤更换，特别是在腹泻时增加更换次数，保持臀部皮肤清洁干燥，勤换体位，避免局部皮肤长期受压。

5. 手卫生

勤洗手，减少感染发生。

（五）发生红臀时怎么护理

1. 环境

室温维持在24～26℃，湿度在55%～65%，每日开窗通风2次。

2. 基础护理

做好基础护理，保持臀部皮肤清洁干燥，每次更换尿布用湿纸巾从前向后擦净臀部，禁止使用含酒精的湿纸巾，避免进一步刺激臀部皮肤。换尿不湿前后要将手洗干净。

3. 勤换尿布

每2～3小时更换一次尿不湿，选择质地柔软、透气性好、吸水性好的尿不湿，对于腹泻宝宝如有大便立即更换。

4.观察大便的颜色、性状

有腹泻的宝宝立即就医，遵医嘱予肠道收缩药物，如蒙脱石散等。

5.饮食护理

保持奶具清洁消毒，兑奶前洗净双手，保持奶具清洁，被污染时及时更换，提倡母乳喂养，如有乳糖不耐受和腹泻的宝宝，可遵医嘱予去乳糖奶粉。

（六）如果红臀严重了怎么护理

1. I 度（轻度）

表现：皮肤红或有红斑，没有破溃。

处理：使用护臀膏、润肤油。勤更换尿布，根据天气和温度情况暴露臀部皮肤，防止着凉。

2. II 度（中度）

表现：皮肤红，范围大，伴有皮疹，皮肤有轻微的破损。

处理：可使用液体敷料，它可以在皮肤上形成一层保护膜，将皮肤和大小便有效隔离，从而减少对破损皮肤的化学刺激和物理摩擦，减少细菌的感染，保护了皮肤的完整性，同时此膜具有透气性，膜下的水汽和二氧化碳通过保护膜发挥作用，改善皮肤潮湿的状态，有效控制皮炎的发展。使用前将臀部清洗干净，用液体敷料距离皮肤患处 5 ～ 10 cm 处进行喷洒，使药液完全覆盖患处，待干 30 秒后重复喷药 3 次。

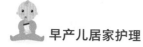

3. Ⅲ度（重度红臀）

表现：皮肤红，范围广，伴红疹、破溃、糜烂伴渗液。

处理：使用液体敷料同时联合造口粉使用、造口粉湿润后可以在皮肤表面形成一层保护膜，隔离大小便对皮肤的刺激，保持皮肤干燥。当有重度尿布皮炎时，可以将造口粉直接敷在皮肤患处，将粉均匀抹开，再使用液体敷料喷洒后待干30秒并尽快入院就诊。

4. 特殊感染——念珠菌感染

表现：鲜红色卫星状损伤、脓疱，可扩大到腹股沟、生殖器区、大腿、腹部及皮肤褶皱处。

处理：对于真菌感染引起的尿布皮炎可用抗真菌药膏涂臀部，每日2~3次，另外，抗生素药膏联合抗真菌药膏使用效果显著。换尿布时，将药膏用棉签轻轻涂于患处，每日2~3次。臀部有湿疹可以涂抹含激素类适合新生儿使用的药膏，并尽快入院就诊。

第四节　早产儿安抚

可爱的宝宝，离开妈妈温暖的子宫，伴随着一声"啼哭"降临人世。软软的身体让新手爸妈不知所措，找不到环抱的关键点，给予不了宝宝安全感，除了喂奶和哄抱，你是不是也找不到更好的途径来解决那一声声不停的"哇哇哇……"

宝宝的所有诉求，往往都通过哭声来传递，除了"饥饿"与"排便"这两种可以直接通过给予"喂奶"和"换尿布"的方法解决哭声外，当宝宝有其他诉求或不适时，我们又该如何安抚呢？宝宝长期不停地哭吵，既影响宝宝大脑身体的发育，也会给母亲带来焦虑，使家庭成员关系紧张，所以，我们一定要做好宝宝的安抚工作。

一、早产儿安抚方法

（一）调理环境

（1）灯光：睡眠时给予黑暗安静的环境，提供适当的、柔和的非直接的光线。可以使用窗帘遮光或可调节明暗的灯光，确保所有的光线都不直接照到新生儿的脸上。

（2）声音：婴儿安静休息时保持低分贝，声音应控制在50分贝以下，尽量采用最低音量说话和走路，穿软底鞋等，但不需要绝对的安静，宝宝在母亲子宫内时，可以听见母亲血管流动的"刷刷"声、心跳声、肠胃蠕动、说话声等。为宝宝营造类似这种的声音，例如低档的吹风机的声音、吸尘器的声音、风扇的声音、流水的声音等白噪音，可以用手机录下来播放，也可以听真实的效果更好，这个需要因宝宝而异。大人们可以在宝宝耳边轻声地发出"嘘"的声音，每一声尽量地长。对于怀孕期间胎教音乐做得好的，或者天生乐感强的宝宝，可以适当播放胎教时的音乐或其他悠扬的音乐。宝宝大一点后，可使用颜色鲜艳，有轻微声音的小玩具吸引宝宝注意。

（3）照顾者需相对固定：宝宝出生时嗅觉发育完善，能嗅到

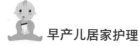

母体乳头或者奶嘴的香味，生后5天左右，能够辨别母亲乳垫的味道并与其他陌生的味道。所以，母亲或相对稳定、熟悉的照顾者，在接触宝宝时，宝宝可闻到熟悉的味道，停止哭闹，开始觅食行为。

（二）调整体位

（1）安静休息时，提供"襁褓"式的包裹。用柔软纯棉的衣服及寝具、合适柔软的尿不湿及一根柔软、长长的抱枕做成环形，包绕一圈，形成"鸟巢"位，让宝宝蜷缩在里面，四周可以抵靠，感觉像是重新回到了妈妈的子宫内，会有满满的安全感。

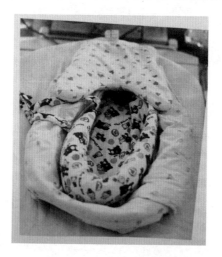

图3-10　"襁褓"式包裹

（2）将宝宝抱在怀里时，可以选择侧抱或者竖直抱起。宝宝喜欢被抱着，有研究显示早期更多的拥抱能够减少生后6周新生儿啼哭次数。当宝宝处于舒适的体位时，会安静地蜷缩在大人的怀抱里。平卧地抱在手上，宝宝的脊柱及四肢得不到有效的支撑，感受不到安全感。

侧卧：颈椎依靠于大人手臂，头部枕在手臂上，大人手掌抱住宝宝臀部，整个上半身与大人手臂呈一条直线，四肢蜷缩，依偎在怀里时。

竖直抱：或者大人向后斜靠着，将宝宝身体竖直趴在大人的身上，头部轻放在大人肩上，头可偏向一侧，露出口鼻呼吸通道，大人一手扶着宝宝的颈椎处，一手环抱着宝宝臀部，竖抱着宝宝。只有给予了宝宝足够的安全，感受子宫的温暖，才能尽快安静下来。

（3）可以进行袋鼠护理，母亲与宝宝皮肤互相接触。袋鼠式护理这个概念是由哥伦比亚医师于1983年提出的，希望借由母亲的体温来维持早产儿的体温稳定。袋鼠护理不仅让早产儿体温得以维持，而且对其体重增加、睡眠时间延长等，都有显著的改善。

（三）哄抱或者轻拍

除了提供柔软衣物带来的触感，主要来自照顾着手和身体的熟悉的触觉刺激。所以，照顾者可以给予宝宝持续的、温柔的、平稳地与宝宝自身运动合拍的感觉刺激。

当宝宝在母体内时，母亲一活动宝宝会感觉在海上坐船一样，由于宝宝适应了这种感觉，出生以后，轻轻地摇晃宝宝，模拟在子宫内的感觉或轻轻地、有节奏地拍打肩膀或者臀部会让宝宝很有安全感。切记动作轻柔，不要剧烈摇晃，可以根据宝宝心脏的跳动，有节律地进行，不适当的摇晃或拍打，可导

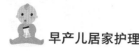

致宝宝身体受到伤害甚至猝死。

（四）吸吮

正常宝宝饥饿状态下，及时地给予有效喂养吸吮，可立即停止哭吵。但部分有疾病的宝宝，根据医嘱需要减少奶量或禁食时，宝宝处于饥饿状态下的哭吵，就需要给予非营养性的吸吮安抚。使用安抚奶嘴，缓解宝宝的饥饿感，激活大脑深处的镇静神经，将宝宝带入深沉的平静，进入满意的放松状态。但要注意安抚奶嘴的清洁消毒。

二、给予宝宝安抚时应注意什么

（1）紧紧包裹宝宝时，注意控制大人力度，宝宝身体柔弱，不要用力过猛造成伤害。

（2）俯卧位或趴在大人身上时，露出口鼻呼吸道，最好有人在宝宝身旁看护，避免窒息。

（3）摇晃或拍打时，轻轻地、有节奏地进行，避免剧烈的动作对宝宝大脑和身体的损害。

（4）给予宝宝声音刺激时，分贝不宜过高，频率起伏太大的或分贝过高，都会过分刺激，哭得更厉害，甚至影响听力及大脑发育。

（5）对于需要控制奶量的宝宝，一定要遵医嘱执行，过多的摄入，会造成宝宝呕吐及疾病的加重。

（6）安抚奶嘴的使用，要严格清洁消毒，避免感染。对于奶量正常的宝宝，尽量避免使用安抚奶嘴，采用其他安抚的方法，使宝宝吃、睡分开，有规律地作息。

第五节 抚 触

今天，您抚触了吗？当您想跟宝宝进一步亲密接触，增进感情时；想帮助宝宝生长发育时；又或者当宝宝奶量减少、食欲不好、肚子鼓鼓的，医生建议可以多做抚触时；我们的宝爸宝妈们，是否感觉无从下手呢？其实宝宝在胎儿时期在妈妈子宫内被羊水抚摸着，当脱离母体后，这种安全感就消失了。宝宝出生后，其触觉有高度的敏感性，尤其在眼、前额、口周、手掌、足底等部位，需要我们温柔地抚摸刺激，感受妈妈母体的温暖。

抚触是指在科学的指导下，通过抚触者双手对婴儿皮肤进行有次序地、有手法技巧的科学抚摸，让大量温和的良好刺激通过皮肤传到宝宝大脑中枢神经系统，以产生积极的生理效应，从而有效促进婴儿生理和情感健康发育的方法。0～3岁是婴儿抚触的关键期，且越早越好。同时，抚触还可以改善婴儿睡眠，增加机体免疫力，刺激消化功能，增进亲子感情，减少患儿与母亲的焦虑。

一、抚触前准备

（一）环境

安静、清洁的房间，关闭门窗，防止对流风，室温26～28℃。可以播放一些柔和的音乐，帮助抚触双方放松。

（二）物品

利于操作的干净台面（例如床）、预备好干净柔软的浴巾（用于放置脱衣后的宝宝）、尿不湿、替换的干净衣物、无刺激的婴儿润肤油。

（三）照顾者

应该摘掉手部以及腕部所有装饰品并剪短指甲，以防硌伤或划伤宝宝；抚触前先七步洗手法清洁自己的双手，捂热双手、避免接触宝宝皮肤时过凉。

（四）宝宝

（1）宝宝需清醒安静，不疲倦，最好在沐浴后，午睡或晚上睡觉前，以帮助睡眠。

（2）宝宝两餐进食之间，不宜太饱或太饿，以防太饱造成呕吐或溢奶，太饿引起哭闹不配合。

二、抚触具体步骤

1. 将宝宝要使用的干净浴巾铺在抚触的宽敞位置（如床面），除去宝宝衣物，裸露放置于浴巾上，抚触者站在宝宝正前方，面对面，有眼神、对话的交流。

2. 抚触顺序。头面部—胸部—腹部—双上肢—双下肢—背部—臀部，建议每个动作重复4～5次。整个抚触过程均要保证有润肤油润滑，避免摩擦造成对宝宝皮肤的损害。

（1）头面部：舒展脸部因吸吮、哭闹造成的紧绷。

面部抚触时均使用同样的方法：双手拇指轻压一抚触点后轻轻向两侧外推压，划出一微笑状，如图3-11。

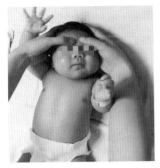
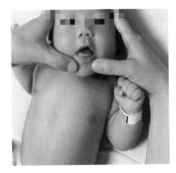

图3-11　头面部抚触

● 同样的方法，使用双手拇指，从眉心沿眉弓向两边轻轻推压。

● 眼窝处向两边。

● 下巴中点向外至耳朵前侧。

● 用指尖从宝宝前额发际线向上向后按摩，至耳后乳突出，可在乳突穴位处适当停留，如图3-12。

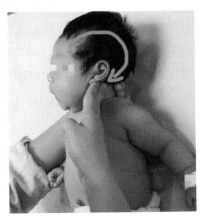

图3-12　耳后抚触

（2）胸部抚触：可以促使宝宝的呼吸循环更加顺畅。

将双手放在宝宝的两侧肋缘，左手不动，右手斜向上滑向宝宝右肩

（注意避开乳头），回到原点；右手不动，左手斜向上滑向宝宝左肩（注意避开乳头）。如此交替进行，像在胸前划个叉，反复几次，如图3-13。

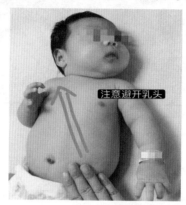

图3-13　胸部抚触

（3）腹部抚触：可以加强宝宝肠胃活动，排气缓解便秘。

顺时针按摩腹部，脐带未脱落者，注意避开脐带。

用手指尖从宝宝的右下腹开始，向上顺时针经过上腹部、左腹部、滑回到原点，双手交替按摩，如图3-14。

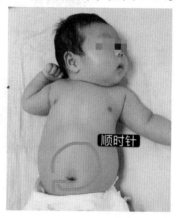

图3-14　腹部抚触

顺时针按摩完成后，可做"I LOVE YOU"亲情体验手法，如图3-15：

● "I"：用右手在宝宝的左上腹向下—左下腹画一个英文字母"I"。

● "LOVE"：宝宝右上腹—左上腹—左下腹，完成倒写的英文字母"L"。

● "YOU"：宝宝右下腹—右上腹—左上腹—左下腹，完成倒写的英文字母"U"。

边做此体验，边用关爱的语调说"我爱你，I LOVE YOU"，传递爱和关怀。

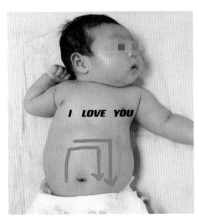

图3-15　亲情体验手法

（4）手部抚触：可以增加宝宝手臂和手的灵活反应，增加运动协调功能。

● 先选择宝宝一只手臂，抚触者两手交替，从宝宝上臂至手腕部轻轻挤捏手臂，如图3-16。

● 双手挟着手臂，上下轻轻搓滚肌肉群至手腕。

● 手掌处，用两个大拇指的指腹，顺着宝宝手掌底部，到指尖

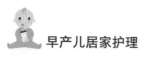

方向轻轻推，在不损伤宝宝指关节的情况下，捏拉宝宝的手指头。

同样的方法，做另一只手臂及手掌。

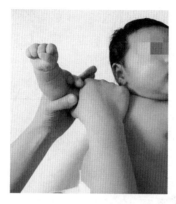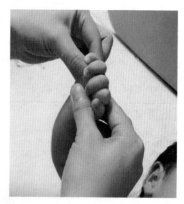

图3-16　手部抚触

（5）腿部抚触：可以增加腿和脚的灵活反应，增加运动协调功能。方法同手部方法一致，如图 3-17。

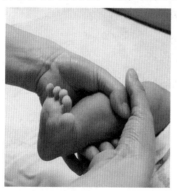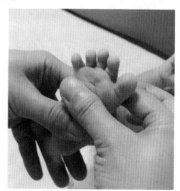

图3-17　腿部抚触

（6）背部抚触：可以舒缓宝宝背部肌肉。

将宝宝趴着，注意翻身时用手托住宝宝后颈部，保护宝宝脊柱，翻身后观察宝宝脸部，保持呼吸顺畅。

● 从宝宝颈椎顺着脊柱向下到尾骨处，用单手轻轻按摩移动，梳理整个脊柱，如图3-18。

● 双手贴着放于宝宝脊柱两侧，从脊柱两侧由中央向两侧滑动，从颈椎一直往下到尾骨处完成。

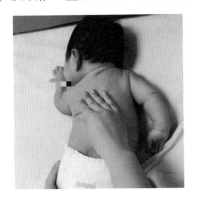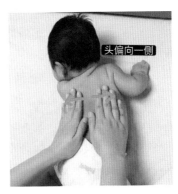

图3-18　背部抚触

（7）臀部：双手掌心在两侧臀部揉搓划圈。

3.抚触结束，为宝宝换上新的尿不湿、干净的衣物，将宝宝拥在怀里，给予宝宝关爱。

三、不能做抚触的情况

（1）当宝宝发生皮肤损害时不宜抚触，诸如脓疱疮、疖肿、烫伤、外伤等，这时不宜抚触。

（2）宝宝疲惫、饥饿、烦躁哭吵时，不要刺激他，应让他休息，等睡醒后再进行抚触。喂奶后也不能马上抚触，容易引起呕吐。所以抚触通常在两餐之间，或沐浴后进行。

（3）疾病急性期发作的患儿不宜做抚触，病情稳定后，可在医生指导下进行。

四、抚触注意事项

（1）室温控制好，避免着凉。抚触时，抚触者保持双手暖和，润肤油倒在双手润滑，使整个与宝宝皮肤接触的过程流畅轻柔。一定要避免润滑油滴到宝宝眼睛处。

（2）任何时候不能离开正在抚触的宝宝，哪怕只有一分钟也不可以。

（3）抚触时间不要过长，抚触时间从 5 分钟开始，之后慢慢延长为 15 ~ 20 分钟，每天 1 ~ 2 次，家长可根据宝宝具体情况，灵活安排。

（4）双手捧起手部或翻身时，注意手法，托住宝宝后颈部和脊柱，保护颈椎；趴着时，注意观察宝宝呼吸，如图 3-19。

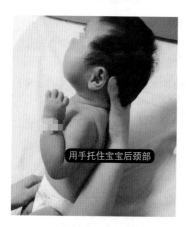
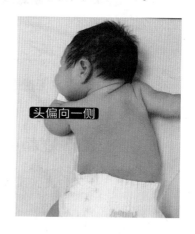

图3-19　抚触注意事项

（5）整个抚触过程翻身需观察宝宝体温、呼吸、肤色，若哭闹应给予安抚；如哭闹严重，应暂停抚触，查找原因。

（6）抚触时，避开囟门、乳头处。脐带未脱离或脐带渗血、流脓者，应避开脐带。

（7）开始时动作轻柔，逐渐增加抚触力道，让宝宝逐渐适应，抚触四肢时，避免在宝宝关节处施加压力。

（8）抚触时注重情感的交流，整个过程不是机械地操作，对于活力强的宝宝，不要故意使宝宝一定保持正确的姿势，可适当调整，部位尽量准确就可以了，不要造成相反的效果。抚触者也要保持自身情绪的愉悦，与宝宝有眼神、情感的交流。

（倪　娟）

第六节　读懂宝宝的行为

新手爸妈对于早产儿多半都比较手足无措，不知道宝宝是不是健康的，非常焦虑不安。其实宝宝的各种状态、各种行为是可以传达很多有用信息的。

一、读懂宝宝的6个状态

我们首先了解一下新生宝宝的6个状态。爸妈需要掌握这些暗示，才能更好地与宝宝互动。

新生儿的状态主要包括：深睡眠状态、浅睡眠状态（动眼睡眠状态）、瞌睡状态、安静清醒状态、活动清醒状态和啼哭状态等6种，家长们可以通过观察宝宝的眼睛、身体活动和呼吸等来识别婴儿处于哪种状态。

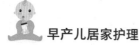

（一）深睡眠状态（非快速动眼状态）

此时婴儿表现为眼睛紧闭，无眼球运动，呼吸平稳，偶尔有小的惊跳和吸吮动作；此时婴儿很难被唤醒。此时婴儿处于体力和精力的恢复期，也是机体分泌生长激素的时候，这个状态对于婴儿的生长发育非常重要，不要轻易打扰。

（二）浅睡眠状态（快速动眼睡眠状态）

这个状态有助于宝宝的神经发育和脑部成熟。此时宝宝表现为闭眼休息，有眼球活动，呼吸不太规则，可以看到偶尔身体活动和脸部表情，间或有吸吮、微笑或发出"嗯呀"声。处于此状态的婴儿很容易醒过来。

新生宝宝会先进入浅睡期，20～30分钟后再进入深睡期，直到3个月大时，才会先进入深睡期，如图3-20。

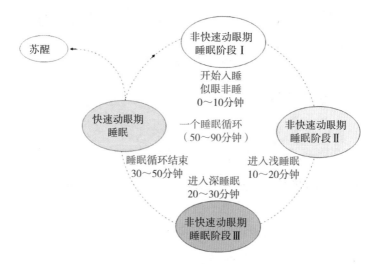

图3-20 睡眠循环

有时妈妈很烦恼，为什么宝宝一放下就醒，就是这个原因。其实，一方面新生儿需要大量学习和记忆每天的活动和感受以尽快适应周围的环境；另一方面新生儿进行较少的深睡眠就意味着他们可以对外界的刺激和危险更加警醒，发生意外时可以及时苏醒并呼救。这些都是经过长期进化保留下来的自我保护机制，对于宝宝的安全和健康成长意义非凡。

（三）瞌睡状态

婴儿眼睛半睁半闭，目光呆滞，有平稳的身体活动，间或有面部表情，这是清醒期前或睡着前的状态。

（四）安静清醒状态

婴儿表现为眼睛睁开且明亮，身体活动，面部表情欢快；婴儿会专注于人脸、声音或移动的物体，此时是与婴儿互动的最佳时期，可以和宝宝说话、抚触等。

如果环境过于明亮，宝宝眼睛会有睁不开的现象，从而不易被察觉已经醒来。此时妈妈可以试着调暗光线，再观察一会儿。

（五）活动清醒状态

婴儿表现为眼睛睁开，活动增加且频繁。或许有生气表现，对噪声敏感，有寻乳行为。这是最佳的哺乳时机，哺乳效率最高。

（六）啼哭状态

如果婴儿的需求没有得到满足，宝宝会进入啼哭状态，表现为逐渐强烈的踢腿动作等生气表现及啼哭。

哭是喂养的最后暗示,此时喂养的效率很低,宝宝要么不吃,要么吃了一会儿就入睡了。这时,应先给予安抚,让宝宝情绪稳定后再进行喂养。

小知识

● 新生儿的睡眠循环周期是 50 ～ 60 分钟,深睡眠和浅睡眠约各占一半。成人睡眠循环周期一般是 90 分钟,以深睡眠为主。

● 新生儿每睡一个循环或两个循环之后会醒来。

● 满月时,一次睡眠一般为 2 ～ 4 小时。

二、读懂宝宝的哭

宝宝的哭声时时刻刻牵动着父母的心,新手爸妈往往手忙脚乱。面对啼哭,父母应多观察、多思考,找准原因,给予安抚。

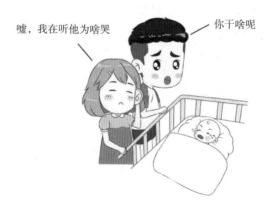

嘘,我在听他为啥哭   你干啥呢

首先我们要明确几个认识:

宝宝呱呱坠地的第一声啼哭,标志着一个新生命的到来。如果这一声哭得及时响亮，说明婴儿的肺充满了空气，宝宝可以通过自主呼吸获得氧气，具备了生存的能力。

啼哭是新生宝宝早期的主要活动和锻炼方式。宝宝在啼哭的过程中，胸廓、腹部和四肢活动增加，从而促进其全身骨骼肌肉发育。

啼哭也是新生宝宝的第一语言，他们会用声调的长短起伏变化来表达自己的诉求、情绪和感受。新手父母对于宝宝的啼哭，是否能给出正确的解读呢？

（一）正常啼哭

"我要吃了""我要换尿布了""我太热了""我要抱抱"……

在这些情况下，婴儿啼哭时的声调平和、一致，持续时间不长；当需求得到满足后，啼哭很容易停止。

（二）异常啼哭

"我生病了""我受伤了"……

在这种情况下，婴儿啼哭时的表现为声调异常，同时伴有其他的异常表现，且不容易被安抚，这时就需要排除疾病原因。例如，肠道梗阻引起的啼哭多伴有面色苍白、便秘和呕吐。婴儿出现阵发性有规律地啼哭，应怀疑有肠套叠的可能；夜晚哭闹多的婴儿可能存在活动性佝偻病；中枢神经系统疾病引起的啼哭多表现为啼哭时间过长、声调尖、囟门饱满隆起并有发热等。

宝宝异常啼哭可能是生病的"早期表现"，当啼哭变弱或长时间的"不哭、不吃、不闹"，过于安静，则可能是病情更危急的异常表现，父母一定要警惕，在出现这些情况时要考虑采取紧急送医院。

比如，婴儿哭声变弱伴神情萎靡可能是感染、低血糖的表现；而婴儿哭不出声音伴有面色发绀则可能是窒息的表现。

当婴儿啼哭不止时，还要排除一下外伤的可能。有些伤痛非常隐蔽，比如：

> 袖口或手套上的小线头缠住了小手指；
>
> 新衣服上有异物扎着了宝宝；
>
> 奶瓶喂养时奶烫着了宝宝口腔；
>
> 沐浴加热水时过烫。

建议父母养成先自己检查测试再给宝宝使用的好习惯。父母可以先给予宝宝全身检查，回忆一下近期的"活动"，逐一排查，只要足够细心，各种隐患应该不难发现。

（三）让人焦虑的持续性啼哭——婴儿肠绞痛哭

这是一种原因不明的哭闹，可能与肠胀气有关。典型的表现为三个"3"：每周至少有 3 天哭闹超过 3 小时且持续 3 周。在相似时间段哭闹，通常在夜间而其他时间安静；喂奶和安抚措施无法停止。这种哭闹发生率为 5% ～ 19%，一般在婴儿出生后第 2 周出现，4 ～ 6 周达到高峰，出生后 3 ～ 6 个月自然消退。

出现肠绞痛后，可减少喂奶次数，不要一哭即喂，发作时可让宝宝俯卧或者飞机抱可以缓解疼痛。

肠绞痛的婴儿也表现为生长发育良好，但由于不能判断婴儿哭闹的原因，持续的啼哭让父母非常焦虑、无助、疲惫，进而影响家庭关系。面对宝宝啼哭，父母应多观察、勤动脑，逐一排查，给予安抚。如果常规措施不能停止婴儿啼哭，或发现伴随有其他异常表现，或已经造成父母困扰，建议求助于专业医护人员。相对于哭闹而言，长时间的"不哭、不吃、不闹"、面色苍黄、精神萎靡等现象，应更加重视和警惕，通常需要紧急就医处理。

参考文献

［1］中华人民共和国国家卫生健康委员会.医务人员手卫生规范[S].2019

［2］张玉侠.实用新生儿护理学[M].北京：人民卫生出版社,2015.

［3］曹云,胡晓静.早产儿家庭精细化护理指导手册——住院到家庭的过渡[M].上海：世界图书出版社,2019.

［4］金汉珍,黄德珉.实用新生儿学[M].3版.北京：人民卫生出版社,2003.

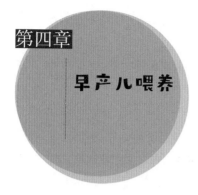

第四章

早产儿喂养

第一节　母乳喂养

母乳喂养对于自然界的哺乳动物而言是最自然的一种养育方式。妈妈用乳汁哺育下一代，希望每一位宝宝都能在自然养育的状态中，感受妈妈的爱。母乳喂养对宝宝和妈妈以及整个家庭、整个社会而言都有非常重要的意义。

一、母乳喂养对母亲以及宝宝的深远影响

母乳喂养对于产后妈妈来说，不仅可以促进子宫收缩，减少大出血的风险，还能减轻产后抑郁的风险，见图 4-1。同时还能

增进母儿之间的情感连接。对于宝宝来说，骤然来到这个陌生的世界，只有妈妈的身体才是自己熟悉的地方，妈妈的乳房散发着熟悉的、和羊水一样的气味，特别有安全感。能减少宝宝患中耳炎、胃肠道感染、坏死性小肠结肠炎、婴儿猝死综合征等的概率。从长远来看，母乳对于宝宝的神经发育具有明显的促进作用，这和喂养之中的母婴互动是紧密联系的。对于妈妈来说，产后体重会降得更多，高血压、高血脂、心血管疾病等方面的风险会显著降低。

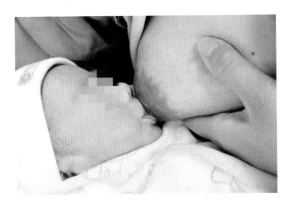

图4-1 乳母喂养

二、喂养方式

喂养方式有多种，如亲喂、瓶喂、勺喂、杯喂等，选择适合自己和宝宝的最佳喂养方式就好。虽然我们总想让文字前的你亲喂，但是可能你会有各种不得已的原因，只能挤出来用其他工具喂。不管选用什么方式，只要能母乳喂养就已经做得非常好了，我们对孩子的爱并不局限于某种方式。

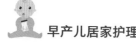

三、母乳收集

可能你会因为某些不得已的原因，会和宝宝暂时分开，比如宝宝生病住院、你自己生病住院了、妈妈要返回职场上班了等。而不得不将乳汁挤出来，那么在这个过程中，我们可以怎么做呢？

（一）准备工作

1.物品

（1）储存器具：可以使用玻璃容器、食品级别的不含双酚A（BPA）的塑料袋或者瓶等，如图4-2。

（2）备用一个密闭性良好的蓝冰袋。

（3）有可能一个手动或者电动的吸奶器你会需要，当然没有也没关系，你还有灵活的双手可以挤奶。

（4）准备一支笔和便签。

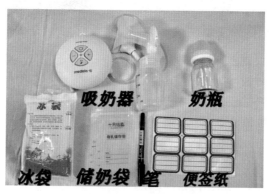

图4-2　母乳收集用物准备

2.环境

（1）选择一个让自己舒服的环境。

（2）放一些自己喜欢的音乐。

3.人员

（1）看看宝贝的视频或者照片。

（2）在挤出乳汁前，需用肥皂和清水清洁自己的双手。但无须专门清洁乳房。

注意事项

●在乳汁收集装置使用前用奶瓶清洁剂清洁所有的装备并在使用后彻底冲洗干净。完全拆解后，使用瓶刷将所有的小缝隙清洁到位。

●每天消毒乳汁收集装置一次，可以将零件拆解后在沸水中煮15～20分钟或者使用微波消毒袋。

（二）正确储存母乳

（1）不同环境奶液的存放时间不同，储存的温度选择见下表4-1。

表4-1 母乳的储存

储存位置	温度	推荐最长存储时间
室内	16～29℃	4小时最佳
冷藏室	4℃	4天最佳
冷冻室	<-18℃	6个月最佳

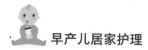

（2）容器上贴上标签并注明乳汁采集时间、乳汁量等。

（3）我们每次测量乳汁的量，一定要使用奶瓶上的刻度，或者使用空针这种精确的测量工具。千万不要使用储奶袋上的刻度线。储奶袋上的刻度线容易读不准确。

（4）每次分装的量不要超过容器的 3/4，因为乳汁冷冻以后会膨胀。

（5）不建议将新鲜挤出的乳汁放入冷藏或冷冻的乳汁中，可以在降温后再装入同一容器内。

（三）母乳解冻与加热

（1）优先使用新鲜的母乳。

（2）乳汁的解冻方式有很多种：把冻成冰块的乳汁放在冷藏室（最多 24 小时应喝完，超过时间应弃去）、在流动的温水中温热、在温水中进行水浴、使用温奶器等都可以。

（3）乳汁加热：可以使用 37～40℃ 的温水或者温奶器加热，但加热时间不要超过 15 分钟。

（4）禁止使用微波炉或开水加热，以免破坏乳汁中的营养成分。

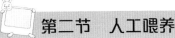

第二节　人工喂养

　　我们在不得不进行人工喂养的时候，请记住一个很重要的原则：保持手部的清洁卫生。

一、奶具的选择

　　（1）选择适合宝宝月龄的奶嘴，每个月龄奶嘴的奶孔大小都是不一样的，早产儿出院后还有专门的 SS、SSS 级的过渡奶嘴，如果您的宝宝是超早产儿，出院时可以根据宝宝情况进行准备。同时奶嘴应柔软，奶瓶大小合适。根据家庭的经济情况来选择合适自己的用具。

　　（2）选择适合宝宝奶瓶奶嘴的清洁刷。

二、奶具的清洁消毒

　　（1）消毒器具：可以选购市面上出售的消毒的器具，按照厂家的说明进行操作。当然自己家干净的锅具进行煮沸消毒也是一个不错的选择。

　　（2）在使用前保证奶瓶，奶嘴是清洁干燥的。

　　（3）使用后，在流动水下用专用的奶具清洁剂，使用清洁刷对奶瓶奶嘴等各个角落清洁到位，防止细菌的滋生。

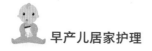

三、奶粉的冲调

（1）煮沸水。

（2）按说明书上的提示进行奶粉的冲调，使用奶粉专用勺。

（3）先放不高于40℃的水，再放奶粉。

（4）拧紧瓶盖和瓶身，轻轻晃动奶瓶让奶粉融化。

（5）可使用流动水，或有凉水的容器中，让配方奶能迅速降至适合的温度。

（6）擦干奶具外部。

（7）喂养前，先滴一两滴奶汁在手腕的内侧，看温度是否适合。

（8）最好即冲即饮，如果冲调好的奶粉2小时内未饮用完毕应丢弃。

四、喂养方式

人工喂养方式有很多种，瓶喂、勺喂、杯喂等都可以。选择适合自己家庭的喂养方式即可。

（1）在喂养时，选择一个舒适的环境，可以让宝宝集中精力进食。

（2）按需喂养。

（3）喂奶时，身体坐直或倾斜一点。

（4）用奶嘴轻触宝宝的嘴唇，等宝宝张大嘴巴后，放入奶嘴。

（5）使用奶瓶时，应使用最小流速的奶头。瓶身尽量放平，让乳汁盖住出乳孔就行。

（6）如果宝宝吃饱睡着了，不要唤醒宝宝吃完最后一点奶。

第三节　营养剂补充

> 母乳中含有很多营养物质，但部分物质含量有限，可在医生指导下额外补充。

一、维生素 D

维生素 D 是生命必需的微量营养素和钙磷代谢的重要生物调节因子。维生素 D 可促进肠道对钙磷的吸收，参与维持血浆钙磷浓度的稳态，促进牙齿和骨骼的生长发育等。

维生素 D 是一种脂溶性维生素，脂溶性维生素中只有维生素 A 能少量通过乳腺，因此，母乳中的维生素 D 和维生素 K 含量很低，需要额外补充，且新生儿期是婴儿快速生长发育的阶段，维生素 D 需求量较高，而早产儿因出生时的储备较低和追赶生长有较大的骨骼矿化需求，维生素 D 需求量更高。

《中国居民膳食指南（2016）》明确提出，新生儿生后数日开始补充维生素 D。目前建议新生儿正常饮奶后即可开始补充维生素 D，尤其是早产儿。目前市面上推荐的维生素 D 补充剂，转化效率高的是维生素 D_3。早产儿每天需要补充 800 IU，补充至生后 3 月龄，改为每天 400 IU。若有异常缺乏者在儿科医生的医嘱下补充及调整。

另外，适当接受日照有助于维生素 D 合成。夏季日照强，

早产儿居家护理

建议上午 6 ～ 9 点、下午 6 点以后适当晒太阳；冬季日照弱，带宝宝晒太阳以 11 ～ 15 点之间为宜，每次半小时左右，接受日照时不宜隔着玻璃或包裹太多，应暴露皮肤。

二、维生素 A

维生素 A 是一种重要的营养素，可发挥很多生理功能。如维持上皮组织、黏膜层的完整性和功能健全；构成视觉细胞内的感光物质，维持正常视觉过程；促进生长发育和维护生殖功能；维持和促进免疫功能，促进体内铁的吸收和利用；促进造血器官功能以及骨骼发育和健康，维生素 A 缺乏的表现非特异性，如免疫功能降低易患各种感染性疾病尤其是呼吸道疾病和肠道疾病，重度缺乏可表现为眼干燥症、夜盲症。

维生素 A 和类胡萝卜素都很难通过胎盘进入胎儿体内，孕期母体维生素 A 水平不足，以及早产儿、双胎儿、低出生体重儿等都容易导致维生素 A 缺乏。婴幼儿生长发育较快，对维生素 A 需求量相对较大。纯母乳喂养的宝宝，维生素 A 仅能少量通过乳腺，易导致维生素 A 缺乏。边缘型维生素 A 缺乏成为我国儿童最主要的缺乏形式。

中国预防医学会儿童保健分会最新发布的《婴幼儿喂养与营养指南》特别提到"无论维生素 A 临床症状严重与否，甚或是无明显症状的亚临床维生素 A 缺乏，都应尽早进行维生素 A 的补充治疗"。而新生儿作为维生素 A 缺乏的高危人群，根据《维生素 A 缺乏的诊断、治疗及预防》《亚临床状态维生素 A 缺乏的防治方案》等权威建议：新生儿出生后应及时补充维生素 A，每日补充维生素 A1 500 IU ～ 2 000 IU 为宜。

营养素的预防性补充干预是以预防营养素缺乏、降低疾病发生率、促进儿童早期发展为目的，其重点在于预防，而不仅局限于对已发生营养素缺乏的矫正。为了预防儿童维生素 A、D 缺乏，共识提倡出生后应及时补充维生素 A 1 500～2 000 IU/d、维生素 D 400～800 IU/d，持续补充至 3 周岁。

采取上述推荐的预防性补充措施不会引起维生素 A、维生素 D 中毒的发生。一次性服用大剂量维生素 A（超过 30 万 IU，至少相当于 200 粒维生素 AD 剂的量）才可能导致中毒，而维生素 D 中毒多因长期、大剂量使用导致，如每天摄入 2 万~5 万 IU（相当于 40 粒维生素 AD 剂以上），连续服用数周或数月才可引起中毒。

目前市面上主要是维生素 A 与维生素 D 的复合制剂，建议每日 1 次口服，1 次 1 粒，将软胶囊滴嘴开口后（开口方法：建议采用将滴嘴在开水中浸泡 30 秒，使胶皮融化。宝妈不要用嘴直接咬开滴嘴，这样可能会把自己口腔中的细菌带入宝宝体内，可以准备一把干净的剪刀，消毒晾干后剪开滴嘴），再将内容物滴入婴儿口中。

三、铁剂

足月儿的骨髓储存铁到生后 20～24 周耗尽，故健康足月儿不需要专门补充铁剂。

而研究发现体重＜1 400 g 的早产儿出生时骨髓的可染铁少，到生后第 8 周骨髓内已见不到含铁血黄素。早产儿没有储存足够的铁元素，并且生后因各种治疗手段导致医源性失血，早产儿容易发生早期缺铁。《实用新生儿学》第五版建议，早产儿开始补

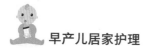
充铁剂时间最早为出生后2周，不能迟于生后2个月，并需持续补充12～15个月。补充铁量为2～4 mg/（kg·d）元素铁。不同的铁剂所含元素铁量不同，需在医生嘱下换算后口服，铁剂一般在喂奶后口服，补铁期间定期随访血红蛋白及红细胞比容情况。注意口服铁剂宝宝所排大便颜色可呈褐色。

四、益生菌

益生菌是对定殖于肠道的一大类对机体有益的活性微生物的统称，具有多种生物功能：①合成消化酶，增加小肠表面积，促进营养物质的消化吸收；②提高机体免疫力；③维持肠道菌群结构平衡；④保护肠道黏膜屏障；⑤抑制肠道炎症等。

一般情况下，健康的新生宝宝是不需要补充益生菌的，因为其肠道的益生菌足够帮助他起作用。但如果宝宝出现腹泻、蛋白质不耐受或过敏等，可以适当补充益生菌。早产儿、低出生体重儿，因抵抗力差，肠道功能不成熟，抗生素治疗后菌群失调等原因，也可适当补充益生菌。

益生菌有很多种类，主要有两大家族包括乳杆菌属和双歧杆菌属。益生菌的剂型也有很多，目前以各类活性益生菌组成的复合制剂为主，可以为二联菌、三联菌或者四联菌。针对不同症状使用什么类型的益生菌，最好按儿科医生医嘱进行。另外也有益生元与益生菌合成的益生菌保健品，包括添加一定量益生菌的配方奶制品，可以起到一定的辅助治疗作用，但不能替代药物，如果使用后效果不佳建议停用及时就诊。

补充益生菌的几个注意事项

- ●建议吃奶后半小时或吃奶同时服用。
- ●与抗生素等药物一起服用时，至少间隔2小时。
- ●冲服水温不超过40℃。
- ●益生菌打开后易氧化，建议购买小包装，打开后及时服用完。

五、钙

做好维生素D的补充，对钙的吸收很重要。极低出生体重儿因追赶生长或预防代谢性骨病，可能需额外补充钙剂，一般遵医嘱进行即可。

六、DHA

二十二碳六烯酸（DHA）是一种多不饱和脂肪酸，对于宝宝的视力成熟和智力发育等具有重要意义。因为母乳尤其初乳中含有较丰富的DHA含量，可以满足早产儿正常生长发育，因此母乳喂养者无须额外补充DHA；由于而且现在多数婴儿配方奶粉中也都添加了DHA，故配方奶喂养良好的宝宝亦无须常补充DHA。

 第四节　奶量管理原则

一、母乳喂养

按需喂养，每日至少应喂养8 ～ 12次，每次约15 ～ 20分钟。喂奶后宝宝愉悦安静，24小时小便次数6次以上，体重每日平均增长 20 g，这些都是奶量充足的表现。

二、奶量管理

早产儿需保证奶量以达到追赶生长的目的，避免宫外发育迟缓。

（1）标准饮食（20 kcal/oz），目标喂养量 > 180 ml/（kg·d）。

（2）强化饮食（通常为 22 kcal/oz，也可为 30 kcal/oz），或 > 160 ml/（kg·d）。

（3）进行上述喂养时应明确宝宝的生长速度：婴儿 ≤ 2 kg，体重应增加 15 ～ 20 g/（kg·d）；婴儿 > 2 kg，体重增加 20 ～ 30 g/d。

第五节　喂养中特殊情况处理

一、溢奶

很多早产儿宝宝吃奶时或奶后会有少量的奶汁从口角溢出，这种情况不是吐奶而是溢奶，溢奶时宝宝没有恶心，乳汁毫不费力地从口腔溢出，量较少，颜色和所进奶汁相似，溢奶后宝宝精神没有变化，也不伴有其他症状。

二、吐奶

宝宝的消化系统发育不完善，且胃容量小，呈水平位，很容易出现吐奶。和溢奶相比，吐奶的奶量更大，奶汁会从嘴角甚至鼻孔涌出，有时会呈现喷射性。吐奶大多数为生理性的，吐奶后宝宝没有不适感。还有部分宝宝，尤其是早产儿，有胃食管反流的时候也会表现为吐奶。当吐出的奶量大于喂奶的奶量，或吐出的奶颜色有异常，如黄绿色、咖啡色，或有酸臭味，或伴随腹胀，甚至吐奶后宝宝哭闹不止，难以安抚，就需要及时就医。

（一）宝宝吐奶勿紧张，这样处理可解决

宝宝出现吐奶了，首先需要停止喂奶，然后将宝宝侧卧位，以防止误吸。观察宝宝的状况，没有其他的症状发生，可适当地垫高上半身，休息后继续喂养。

（二）预防吐奶很重要，这些情况需避免

如果宝宝长时间吸吮空奶瓶或者喂奶前哭吵明显，会导致吸入过多的空气进入胃部，这个时候奶后就容易发生吐奶。还有喂养的次数过于频繁，或喂养的奶量过多，或喂奶后过多或过早地变换体位等，都有可能导致吐奶。

（三）胃食管反流，严密观察需谨记

如果宝宝有胃食管反流，需要观察严重程度，合理安排喂奶时间，母乳喂养的时候要让宝宝吸吮大部分的乳晕，奶瓶喂养的话，需要让奶嘴中充满奶液，以免喂养的过程中宝宝吞入过多的空气，喂奶后需要及时地拍嗝，减少体位的变动，可以垫高床头的部分，抬高 30°～45° 等，都有助于减少吐奶的发生。

三、呛奶

呛奶也是新生宝宝喂养中常见问题，是指宝宝在吃奶时或者

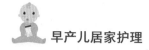

吃奶后，因为奶液误入呼吸道而造成的呛咳，宝宝呛奶有可能与妈妈的喂养姿势不当有关，也有可能因为奶液流入嘴里的速度过快，宝宝来不及吞咽有关。呛奶虽然是常见的现象，但是处理得不及时、不正确会造成不良的后果，因此预防呛奶和呛奶后的处理非常的重要。

（一）宝宝呛奶找原因，预防呛奶最重要

宝宝出现呛奶，要查找原因，比如喂养的姿势，在喂养的过程中，宝宝保持头高足低位，避免平躺甚至足底头高。比如注意奶液的流速，如果是母乳亲喂，当出现泌乳反射时，可用手轻轻夹住乳晕后部，这样可以适当地降低乳汁流出的速度。如果是奶瓶喂养，注意选择流速适宜的奶嘴。还可使用带有特殊功能的奶瓶，比如带排气孔的奶瓶等。除此之外，奶后给宝宝拍嗝，将吃进去的空气排出来，也是预防呛奶的重要方法之一。

（二）呛奶后的处理

在呛奶不严重的情况下，可以将宝宝侧躺，头偏向一侧，轻轻地拍宝宝的背，避免竖抱拍背，以免奶液流入呼吸道深处，并用喂奶巾擦拭吐出来的奶液，如果鼻腔有呛入的奶液，可使用棉签轻柔擦去，但同时要避免插入鼻腔过深。

如果宝宝出现强烈的呛咳，可以将宝宝伏在大人的腿上，稍用力拍宝宝的背，让奶汁流出来。呛奶可能导致吸入性肺炎，严重时还有可能引起窒息，因此宝宝呛奶后，若出现脸色明显发紫，请及时就医，以免引起严重的后果。

第六节 拍 嗝

早产儿因为生理发育不成熟，吃奶的过程中或多或少都会吸入一部分的空气，所以很多宝宝都会在吃奶时，或吃奶后出现打嗝，吃奶前减少哭吵，选择适宜的奶具、合适的温度等可减少奶后打嗝，但不能完全避免，因此奶后拍嗝非常重要。

给宝宝喂完奶后，将宝宝竖抱在胸前，让宝宝的头靠在大人的肩上，一手扶着宝宝，一手五指并拢，掌心内凹形成一个中空的结构，从下往上连续快速地轻拍宝宝的后背。或者让宝宝坐在大人的膝盖上，一手支持宝宝的胸和头部，另一只手同样曾空心掌的姿势轻拍宝宝的背部。也可以从上往下慢慢地轻抚宝宝的背部，也可以起到拍嗝的作用。

需要注意的是，这些方法仍然有可能拍不出嗝来，也不要着急。可以竖抱宝宝 10~15 分钟，然后再让宝宝躺在床上。

参考文献

［1］中华预防医学会儿童保健分会 . 婴幼儿喂养与营养指南 [J]. 中国妇幼健康研究 ,2019,30(4):392–417.

［2］中华预防医学会儿童保健分会 . 中国儿童维生素 A、维生素 D 临床应用专家共识 [J]. 中国儿童保健杂志 ,2021,29(1):110–116.

第五章

常见症状及处理

第一节　新生儿黄疸

黄疸的出现在新生儿中是很普遍的现象，尤其是早期新生儿（生后一周内的新生儿）。有50%～80%的新生儿可出现肉眼可见的黄疸，其发生快慢及轻重程度有明显差异。新生儿黄疸可以是正常发育过程中的症状，也可以是某些疾病的表现，严重者甚至可致脑损伤。轻者仅限于巩膜（白眼仁）和面颈部出现黄染，重者四肢及手足心均可出现黄染。

新生儿出现黄疸时，应辨别是正常情况下的生理性黄疸还是病理性黄疸。生理性黄疸多在生后2～3天出现，4～5天发展到高峰，7～10天逐渐消退，2周内恢复到正常。生理性黄疸的程度不重者，通常仅限于面颊部或躯干部皮肤出现黄染。新生儿粪便色黄，尿色不黄，一般无症状。凡是不符合生理性黄疸的特点的均需考虑病理性黄疸的可能。

新生儿病理性黄疸是相对于生理性黄疸而言，指血清胆红素水平增高或胆红素增高的性质发生改变。有很多新生儿非生理性黄疸往往很难找到或根本找不到引起黄疸的原因。因此，目前国际上已经不再强调确定新生儿黄疸是生理性黄疸还是病理性黄疸，而是更注重确定黄疸的干预值。

新生儿黄疸如果出现下列情况需要引起重视。①出生 24 小时内黄疸就出现，血清总胆红素大于 6 mg/dL。②足月儿的血清总胆红素值大于 12.9 mg/dL，早产儿血清总胆红素值大于 15 mg/dL。③血清直接胆红素大于 1.5 mg/dL。④血清总胆红素每天上升值大于 5 mg/dL。⑤黄疸持续时间较长，超过 4 周或呈进行性加重者。

值得注意的是新生儿的胆红素水平是一个动态变化的过程，有很多新生儿黄疸值很高，甚至有的发生了脑损伤却依然找不到确切的病理性因素。因此现阶段更主张采用时间-胆红素曲线来判断是否存在高胆红素血症（图 5-1）。当胆红素水平超过 95 百分位时定义为高胆红素血症，应该予以蓝光治疗。

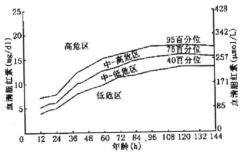

图5-1 时间-胆红素曲线

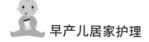

 第二节　皮肤症状

新生儿皮肤面积与体重之比相较于成人大得多。新生儿的皮肤很薄，其厚度仅有成人皮肤的十分之一。相对于成人表皮的多层细胞，新生儿皮肤的表皮是单层细胞，很容易被外物渗透；新生儿皮肤的真皮中胶原纤维少，缺乏弹性，很容易出现摩擦受损。新生儿皮肤的汗腺和血管还尚未发育完善，环境温度升高时容易产生皮疹。鉴于以上种种因素，新生儿皮肤很容易出现异常。了解这些异常对于早产儿居家护理非常重要。

一、青紫

青紫是指血液中还原血红蛋白增多，超过 50 g/L 时，皮肤和黏膜便呈现出青紫色的一种表现，也可称为发绀。发绀常发生在皮肤较薄，色素较少和毛细血管较丰富的部位，如唇、唇周、指（趾）甲床等。根据发生的情况不同一般分成三种类型：中心性青紫、周围性青紫、混合性青紫。

（一）中心性青紫

中心性青紫的特点表现为全身性的，除四肢及颜面外，还累及躯干皮肤和黏膜，与周围性青紫不同的是：受累部位的皮肤是温暖的。发绀的原因是由于心、肺疾病引起的氧饱和度降低所致。一般可分为①肺性青紫：即由于各种严重的呼吸系统疾病引起；②心性混合性青紫：由于心脏结构存在异常分流通道，使部分静脉血未通过肺进行氧合作用就进入到身体其他部位，如分流量大于心排血量的 1/3，即可出现青紫，常见于先天性心脏病。

（二）周围性青紫

周围性青紫主要是由于周围循环血流障碍所引起。其特点是青紫常见于肢体的末端与下垂部位。主要是由于这些部位的循环相对较差，并且所有发绀部位的皮肤皮温较低。如果给予按摩或加温，使皮肤转暖，这些部位的青紫就会消退。这一点可与中心性青紫相鉴别。周围性青紫可分为①淤血性周围性青紫：是由于血液回流障碍引起淤血、周围血流缓慢。常见于右心衰竭、心脏压塞、静脉栓塞等；②缺血性周围性青紫：是由于动脉供血不足引起局部血流障碍。常见于严重休克等。

（三）混合性青紫

混合性青紫是指中心性青紫与周围性青紫同时存在，见于心力衰竭等。

青紫是新生儿期最常见症状之一，既可是新生儿某些特殊状态表现，也可能是某些心肺疾病的一个症状。新生儿有无青紫应在自然光线下观察。仔细观察口腔黏膜、甲床等部位。口唇和口腔黏膜是反应有无真正青紫最可靠和最灵敏的部位。明显的局部青紫有时候需要与青记区别。面先露分娩的新生儿有可能头面部由于受到产道的挤压而造成淤血、水肿，局部皮肤甚至口唇可呈青紫色，这需要与真性青紫区别。正常新生儿用力啼哭时偶可出现青紫，但这种青紫在啼哭停止后会立即消失。明显的青紫通常

早产儿居家护理

是新生儿疾病状态的表现，发现新生儿明显青紫应在加强保暖的基础上立即就诊。

二、湿疹

湿疹是新生儿常见的问题之一。一般发生在新生儿出生后2周左右，3～4周会变得比较明显，病情轻重不一。皮疹多见于头面部，严重者可逐渐蔓延至全身。一般分为渗出型及干燥型。

（一）渗出型湿疹

渗出型湿疹多发生于肥胖婴儿，起初常见于两颊，呈边界不清的红斑，其上可见密集分布针尖样大小丘疹、丘疱疹、水疱和渗液。渗液干燥后形成黄色痂皮，有明显的瘙痒，常搔抓、摩擦而致部分痂皮剥脱，显露有多量渗液的鲜红糜烂面。重者可累及整个头面部。如继发感染可见脓疱，甚至发热、腹泻等全身症状。

（二）干燥型湿疹

干燥型湿疹常见于较瘦的新生儿，为淡红色或暗红色斑疹，其上可见密集小丘疹，但是无水疱，皮肤干燥无渗出，表面可附有灰白色糠状鳞屑。常累及面部、躯干和四肢。

由于湿疹瘙痒明显尤其是渗出型，故小宝贝常出现烦躁不安、夜间哭闹的表现，严重影响小宝贝睡眠。其确切病因目前尚不完全清楚，现阶段认为与小宝贝的肠道蛋白质渗漏有非常密切的关系。主要是由于婴儿的肠道黏膜屏障未发育成熟，肠黏膜的细胞之间缝隙太大，肠道内的蛋白质会通过这些缝隙进入到肠壁中间，刺激身体而导致湿疹。肠道蛋白质渗漏较轻时可表现为小范围湿疹，但当较严重的时候湿疹范围会比较广泛，甚至出现便秘、腹泻、便血、呕吐等相关的其他表现。湿疹比较轻的时候，可以使用外用的药物进行治疗，一般效果比较好。常用的药物都是激素类，比如丁酸氢化可的松乳膏或者糠酸莫米松乳膏。有的中成药物可能也有一定的效果，比如除湿止痒洗剂等。

　　由于湿疹与早产儿的肠道蛋白渗漏有关系，因此外用的药物只能够仅仅减轻湿疹的症状而不能解决根本问题。很多早产儿在用药的时候湿疹会有所好转，一旦停药 3 ～ 5 天就会迅速地反复。因此要解决湿疹的根本问题需要从小宝贝的肠道蛋白渗漏入手。因此需要在减少小宝贝肠道的蛋白摄入的同时，又不能影响小宝贝的生长发育。湿疹比较轻的时候，可以给小宝贝喂养一些胃蛋白酶来补充小宝贝肠道内的胃蛋白酶，让小宝贝肠道内的蛋白质尽快地被消化，从而减少蛋白质的渗漏，这会起到一定的效果。但是如果小宝贝的湿疹比较明显的话，需要寻求其他的方法进行处理。如果是母乳喂养的早产儿，可以建议妈妈尽量少吃蛋白质，包括鸡蛋、牛奶、鱼虾、瘦肉、海产品及豆类等（注意，这些食物都是可以吃的，不是不能吃，只是需要减少吃的量而已）。有一部分小宝贝，通过妈妈的蛋白质限制后会有所好转。如果妈妈严格蛋白质限制之后，小宝贝湿疹没有好转甚至进一步加重的话，需要换成深度水解奶粉或者是氨基酸奶粉进行喂养。如果是奶粉喂养的小宝贝，需要将小宝贝奶粉换成水解奶粉或者是氨基酸奶粉。

　　多数早产儿的湿疹可以缓解。重症的湿疹可采用丁酸氢化可的松乳膏、糠酸莫米松乳膏等外用药物。由于湿疹仅损害新生儿表皮，治愈后不留瘢痕，但部分婴儿可有短期内皮肤色素变浅或

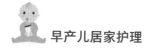
脱落。若经久不愈或伴有其他并发症的小宝贝应该就诊。

三、新生儿脓疱疮

由于新生儿皮肤比较薄、嫩，屏障功能差，容易发生细菌感染。新生儿脓疱疮就是皮肤感染金黄色葡萄球菌所导致。多发生于生后 4～10 天。常见于面部、躯干和四肢，多少不等，大小不一，大的可至豌豆、核桃大小，甚至更大，小的至针尖大小。疱液初呈淡黄色而清澈，1～2 天后疱液变浑浊，出现水脓疱的特征。脓疱壁较薄，易于破裂，脓疱周围红晕不显著。脓疱壁破溃后可见湿润的鲜红色糜烂面，其上可见附有黄白色的薄痂。病变发展迅速，数小时至 1～2 天即可波及大部分皮面，黏膜亦可受累。一般初期无全身症状，严重者随后可有发热和腹泻。有的甚至并发败血症、肺炎或脑膜炎等。本病发病急，有较强的传染性，要引起重视。脓疱不大、数目在 10 个以内可自行使用 20 倍稀释碘附沐浴，脓疱较大、数目较多应该立即就医。

四、擦烂红斑

擦烂红斑是指皮肤皱襞处皮面密切接触，导致局部热量不易散发，局部出汗后形成温暖且潮湿的环境，新生儿活动时皮肤互相摩擦，导致局部皮肤的急性炎症。擦烂红斑常见于较为肥胖的新生儿，且高发于夏季。皮损好发于皱褶部位，如颈、腋窝、肘窝、大腿内侧和阴部。初起为边缘清楚的鲜红色红斑，继而为局部发白、糜烂和渗液，边界清楚。如有细菌感染，可出现脓疱。

擦烂红斑的预防主要是保持皮肤皱襞清洁、干燥。出现红斑时，局部可外用单纯扑粉，如硼酸滑石粉、痱子粉、松花粉等。

如有糜烂、渗液，则可用3%硼酸溶液湿敷或1:8000高锰酸钾溶液清洁局部。继发细菌感染时可使用敏感外用抗生素，并及时就医。

第三节 消化系统症状

出生后，有的新生儿消化道外观存在先天的异常。正常的新生儿消化系统也尚处于发育未完善阶段，口腔黏膜细嫩，唾液腺发育不全，唾液分泌量少，且新生儿消化道各种消化酶能力较低，因此新生儿时期容易出现消化系统相关问题。

一、唇裂和腭裂

新生儿期最常见的颌面部先天性畸形就是唇裂、腭裂，可伴有其他先天畸形，其发生率约1/1000。唇裂男性较多，腭裂以女性多见。其致病因素包括遗传、母体所处环境及母体状况等多种因素。根据其严重程度，唇裂分为三度：Ⅰ度限于唇红部；Ⅱ度超过唇红，但未进入鼻孔；Ⅲ度累及到整个上唇裂开，并通向鼻腔，有时还伴牙槽裂。新生儿唇裂中以Ⅲ度唇裂较为多见。腭裂也分为三度：Ⅰ度仅仅累及软腭及悬雍垂；Ⅱ度则累软腭和部分硬腭；Ⅲ度则自软腭、悬雍垂至牙槽突整个都裂开，而且常常伴有唇裂。单纯唇裂对吸吮和发音影响较小。腭裂是由于口 - 鼻腔相通，吸吮时不能形成负压，新生儿吸吮困难。吞咽时乳汁容易从鼻腔溢出或呛入气道。严重唇腭裂的新生儿易发生呼吸道感染。

唇、腭裂新生儿首先需要解决喂养问题，新生儿斜抱至与地面成35°～45°的斜坡位喂养，可有效避免横抱喂奶时奶汁从咽鼓管流入中耳而引起中耳炎。塑料填塞器比较适用于出生不久的新生儿，有助牙弓的稳定，对于帮助新生儿进食效果不错。唇、腭裂均需手术治疗。唇裂一般在2～3个月时手术为宜。腭裂手术时间则一般在2～3岁最合适。

二、鹅口疮

鹅口疮又称"白口糊"或"雪口病"，是由白色念珠菌感染口腔黏膜导致。鹅口疮在新生儿期比较常见，易于复发，需要引起重视。本病的特征是在口腔黏膜上会出现一层白色的膜状物，通常分布于上下唇内侧、颊黏膜上、舌、牙龈、上腭等处，有时达到咽部。开初呈点状或小片状，然后逐渐融合成大片，乳白色薄膜，边缘不充血，不影响吸吮，偶可表现拒乳。鹅口疮形成的白色薄膜不易拭去，强行剥落会引起局部黏膜潮红、粗糙，甚至出现点状渗血。

鹅口疮的处理可以先用2%碳酸氢钠溶液清洗口腔，然后局部涂抹新配制的制霉菌素溶液（10万～20万 U/ml），每日3次，效果较好。不过，鹅口疮容易复发，所以除了局部处理外还需要防止复发。采取人工喂养的小宝贝的奶具（奶嘴、奶瓶）需要放在煮沸的水里煮20分钟，然后捞出并及时晾干或烘干再使用。因为白色念珠菌通常滋生在阴暗潮湿的地方，所以奶具存放处要干燥，最好能做到一用一消毒。采取母乳喂养的新生儿，妈妈的乳头和乳晕要保持清洁干燥。喂奶前需将乳头和乳晕洗干净，喂奶后可以在局部涂抹新配制的制霉菌素溶液。

三、吐奶与溢乳

（一）吐奶

吐奶是由于胃肠的逆蠕动以及腹肌的收缩导致腹压增高，从而引起胃内容物快速地从口腔吐出的现象，是一种胃里的奶汁被动吐出的现象。一般速度相对比较快，有时由于口腔不能够充分地引流，从而会出现从鼻腔中喷出。有时候新生儿会出现非常难受的表情。

吐奶的原因有很多，也是晚期新生儿（生后 7 天后）非常常见的一种现象。因为新生儿的胃呈水平状态，随着吃奶量和活动程度的增加，新生儿便非常容易出现吐奶现象。

通常来说，如果新生儿吐奶对身体没有特别的影响的话，一般不会有其他特别的表现。其吃奶通常比较良好，大小便也比较正常，尤其是小便量也完全正常。这种情况的新生儿大多数是由于胃食道反流引起。可以将小宝贝采取头高脚底呈 30° 斜坡位的睡姿，会有一定程度的缓解。

由于小宝贝不能够通过其他的方式来摄入水分或者食物，因此，如果小宝贝吐奶比较明显，导致身体出现异常时，往往表现为大小便量的减少，尤其是小便量的减少会更为明显。所以，我们可以通过观察小宝贝小便量的变化来初步判断吐奶是否对小宝贝造成了一定的影响。如果小便量同平常变化不大就不用特别紧张，若小便减少时便需要及时就诊。

若小宝贝吐奶是由疾病所致时，一般会伴随有其他的表现或

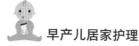

者是呕吐比较频繁。呕吐频繁是指每天的吐奶次数在5次以上。其他的表现往往体现在吃奶的量明显减少，吃奶次数下降，精神状态萎靡，哭声低微或者出现发烧等。有时会有其他疾病状态的表现，比如有颅内感染的小宝贝往往会有发烧、抽筋和前囟隆起；如果是幽门肥厚的新生儿其呕吐往往会呈进行性地增加，并且出现生长发育严重落后、体形消瘦、营养不良的情况；如果是肠梗阻的新生儿，往往会表现为腹部膨隆比较明显。故由疾病导致的吐奶需要上医院进行诊治。

由于吐奶的时候奶汁吐出来的速度相对比较快，有时候口腔不能够充分的引流，容易出现窒息和误吸的现象。因此，当小宝贝发生吐奶的时候需要及时将小宝贝采取侧卧位，轻拍小宝贝的背部，让奶汁能够尽快地排出来，以免引起严重后果。

（二）溢乳

溢乳是指胃内的奶汁量比较多，由于体位的变化而导致的奶汁慢慢地流出口腔。溢乳是胃内奶汁的一种主动流出的现象，往往流出来的速度比较慢。溢乳的新生儿通常不会有非常明显的难受的表现，一般不需要特殊处理。当新生儿的溢乳情况不严重时，从胃内溢出的乳汁刚刚到达咽喉部，而不能从口腔中溢出的时候，会导致小宝贝咽喉部出现类似于痰响的"呼噜噜"声，往往会被家长误认为是痰液。由于痰液通常是气管发炎产生的，所以如果小宝贝咽喉部能够听到明显痰响的话，常提示新生儿的气管内往往有较多的痰液。咳嗽的神经末梢在气管内分布最为丰富，所以当出现气管炎症或气管内痰液增多的时候咳嗽就会非常明显。如果新生儿没有咳嗽的现象，那么痰的可能性就很小。这一点可以作为鉴别两者的依据。

四、大便异常

大多数的新生儿在生后 24 小时就可以出现排出墨绿色的粪便，称为胎便。随着新生儿开始吃奶，大便的颜色会逐渐从墨绿色变为金黄色。由于新生儿的喂养方式不同，其大便的次数和外观也会有不同的表现。一般来说，纯母乳喂养的新生儿，一天的大便次数为 3～5 次，呈稀糊状；纯奶粉喂养的新生儿，可以 1～2 天才解一次大便，呈颗粒状（就像在水里泡了很多天的大米，捞出来之后把水分挤干一样的形状）。

由于每个新生儿的具体情况不一样，大便的次数变化比较大。如果吃奶的次数比较频繁，大便的次数可能会有增多。2 周左右大小的新生儿会出现一阵阵憋气的现象，憋气的时候腹部压力会增高，会导致打屁和排便现象。打屁的时候会伴有少许的大便排出来，这种情况不能计数为一次大便。另外有的时候新生儿会出现一次排便没有排完，在较短的时间内又再次排便的现象，这种情况也不能计数为两次或多次大便，而应该总的计数为一次大便。这些情况下大便次数稍有增多，不代表小宝贝有腹泻的现象，需要结合小宝贝的大便性状来进行判断。一般来说从大便的次数的变化和大便性状上的变化讲，大便的性状的改变更加具有意义。

（一）奶瓣样大便

很多人认为新生儿的大便出现奶瓣样变化，提示消化不良。其实这种认为并不是完全正确的。因为消化不良是一种相对的描述：一方面有可能是小宝贝的消化能力有所下降；另一方面也有可能是小宝贝不能对摄入的食物进行消化。因此，就新生儿大便出现奶瓣儿的情况而言，首先需要考虑新生儿的摄入情况。其次需要结合小宝贝的大便其他情况来进行综合性判断。一般来说，如果妈妈在近期内摄入的蛋白质比较高，导致母乳中较多的酪蛋白和小宝贝的肠道内的碱性液体发生皂化反应，新生儿便出现解奶瓣样大便。另外如果妈妈的母乳的脂肪成分含量较高，也会与小宝贝的肠道碱性液体发生皂化反应。人工喂养的新生儿，由于奶粉没有母乳的乳化作用，大便基本上都会出现奶瓣的现象。这些现象的出现并不表示小宝贝出现消化不良。如果大便出现明显的气味改变；或出现明显的黏液、血液等就需要警惕消化道是否存在其他方面问题。

（二）血丝便

比较容易出现在两周后的新生儿。大便里有少许的血丝，通常呈鲜红色，往往呈间歇性发作，可以连续几日发生，也可以间隔几日发生一次。绝大多数新生儿食欲、精神状态良好。新生儿大便外观、形状相对比较正常，有少部分会有少许的黏液，但并不是黏液脓血便。其出血部位常在直肠和乙状结肠，也有很少的小宝贝出现在肛门。肛门导致的血丝便往往由于肛裂，轻轻分开小宝贝的肛门就可以看到裂口，非常容易检查清楚。由于直肠和乙状结肠病变而导致的血丝便往往是由于蛋白质不耐受引起的，小宝贝容易出现湿疹。其处理的办法与湿疹相类似，需要更换成水解奶粉喂养。

（三）果酱样便

小宝贝的大便呈果酱样，有的呈果冻样，颜色偏深的时候有一点儿像蓝莓酱。这种情况提示小宝贝的胃肠道有一定的出血，也有一定的炎症，而且出血的部位稍偏高，往往是在回盲部，因此大便会和血混合得比较均匀，呈现出果酱样的外观。这种大便往往是由于肠套叠而形成的。由于肠套叠的时候小宝贝肚子会比较痛，因此哭闹会比较明显。但绝大多数小宝贝在这个时候并不会有大便，而是过一段时间后才会出现果酱样的大便。所以如果发现果酱样大便一定要仔细回顾一下近期新生儿是否有明显哭闹的现象。轻微的肠套叠不太容易出现果酱样的大便，如果已经出现果酱样大便往往提示肠套叠比较严重。需要及时上医院，有可能需要外科治疗。

（四）黏液脓血便

大便出现黏液，提示小宝贝的肠道有炎性的病变，但是不代表小宝贝的肠道有细菌的感染。很多因素都可以导致大便出现黏液，比如乳糖不耐受、蛋白质不耐受，都有可能刺激小宝贝的肠道发生炎性病变，从而出现黏液。但是这些情况都不是感染性疾病。黏液脓血便是指小宝贝的肠道除了有黏液之外还有化脓性的改变。这种情况的大便除了有黏液之外，还可以看到类似于脓鼻涕一样的脓液，中间混有一些血液。如果带小宝贝的大便上医院检查的话，大便检查常可见明显的红细胞、白细胞、脓细胞、吞噬细胞等。而仅仅只是炎性改变的黏液大便往往不会发现脓细胞和吞噬细胞，这往往是鉴别的要点。黏液脓血便提示小宝贝的肠道内有细菌感染，因此需要使用抗生素治疗。

（五）大便颜色改变

新生儿胎便颜色为墨绿色，慢慢会转变为黄色、金黄色。但是在某些情况下新生儿的大便颜色会发生改变，这些改变有的是正常的，有的则是疾病的提示，因此对于新生儿大便颜色的认识对于居家管理尤为重要。

1.绿色大便

晚期的新生儿偶尔出现一次绿色的大便不代表有问题。这主要是由于小宝贝的肠道内的胆汁没有充分氧化就排出体外形成的。能够引起这种现象的原因很多：可能是小宝贝肚子着凉，也有可能小宝贝肚子过热，还有可能是小宝贝肠道菌群不协调等。这些因素会刺激新生儿的肠道蠕动变快，导致胆汁来不及充分氧化就排出体外。有时候喂养比较频繁，也有可能导致这种现象的发生。绿色大便提示新生儿的肠道蠕动有增快，如果频繁出现绿色大便，就需要排除肠道在受到其他刺激的可能，这时候需要进行排查。不过，需要注意的是中成药也可以导致新生儿大便颜色发生变化，如果服药量少，新生儿大便可呈现为绿色，服药量多的话大便颜色加深，甚至出现黑色大便。

2.红色大便

红色大便往往提示新生儿肠道在出血，呈滴状或者是团状出现，也有严重的呈现明显的血液状态，颜色呈暗红色或者鲜红色。鲜红色提示出血的部位在肛门或者直肠或者乙状结肠。暗红色提示出血的部位在乙状结肠上段或者降结肠。如果是肛门处出血往往是由于痔疮引起，观察小宝贝的肛门处可以发现明显的皮赘现象。直肠和乙状结肠导致的出血很多是由于乳糖不耐受。由于伴有乳糖不耐受，乳糖消化不好，会在肠道内发酵产酸、产气，导致小宝贝出现明显的泡沫便，屁多，甚至大便的酸味儿也比较浓。这种情况需要换成无乳糖奶粉（腹泻奶粉）喂养。部分小宝贝的大便会伴有少许的黏液，但往往不出现像脓鼻涕一样的脓血。如果出现脓血便则需要考虑肠道感染，需上医院检查。另外有些带有红色色素的药物有可能导致红色大便，这需要进行大便检验进行区别。一般来说，如果是出血，大便可以查到红细胞，如果是色素影响的话，大便化验通常正常。

3. 黑色大便

黑色大便有可能提示新生儿消化道出血，但不是出现黑色大便就代表小宝贝的消化道一定在出血。有的新生儿在补充铁剂，这也会导致大便呈现黑色；妈妈的乳头皲裂或者乳腺管破裂，母乳中混有妈妈的血液也可以导致小宝贝大便出现黑色。因此，当小宝贝的大便呈现黑色的时候，需要排除这些相关的因素。排除相关因素后，才可考虑小宝贝消化道出血。消化道出血导致的黑色大便往往提示出血的部位相对比较高，一般在回肠部、胃或十二指肠；同时出血的量往往也偏大，需要及时的上医院。

（六）新生儿大便气味改变

正常新生儿的大便往往有淡淡的酸味儿。酸味儿不是非常明显，如果酸味特别浓烈，提示小宝贝的肠道内有酸的产生过多。酸味过浓，通常是由于糖消化不好或乳糖不耐受而导致的。因为消化不好的糖会在小宝贝的肠道内发酵产酸。新生儿的大便臭味儿往往不是非常剧烈，如果出现非常浓烈的臭味，往往提示小宝贝的蛋白质有消化不好或蛋白质不耐受。消化不好的蛋白质会在肠道里边腐败变化，从而产生较为浓烈的气味，有的时候还会出现臭鸡蛋的味道。也有的小宝贝蛋白质消化不好会导致大便产生腥味儿，或者是馊臭味儿。

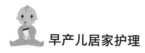

（七）新生儿腹泻

新生儿腹泻通常情况下分为感染性腹泻和非感染性腹泻。感染性腹泻通常又分为细菌感染性腹泻和病毒感染性腹泻。一般情况下而言如果是细菌感染性腹泻，小宝贝大便会有比较明显的黏液和脓血。带小宝贝大便上医院检查的话，可以查到较多的白细胞、红细胞、脓细胞或吞噬细胞。如果是病毒感染性腹泻，小宝贝大便多数呈水样便，次数较多，没有明显的黏液和脓血。大便检查通常不会有太多的异常，偶尔可以查见几个白细胞，不会查到脓细胞或者是吞噬细胞。有的医院可以进行相关病毒的检查（比如轮状病毒、诺若病毒、星状病毒等）。细菌感染性腹泻需要使用抗生素治疗。病毒感染性腹泻没有特别针对性的药物，大多有自限性，主要是防止脱水和电解质紊乱。治疗以保持继续喂养，使用口服补液盐防止脱水、蒙脱石散保护肠黏膜，补充益生菌调节肠道内环境，改善肠道消化功能。

非感染腹泻大多数是功能性的，主要由消化不良引起。消化不良导致的腹泻，包括糖的消化不良、脂肪的消化不良和蛋白质的消化不良。一般来说，糖消化不良的新生儿大便会有比较明显的酸味儿（新生儿的大便往往有淡淡的酸味，这需要注意），大便的泡沫比较多，往往出现屁多的现象。查大便可以查到少许的白细胞，偶尔会查到少许红细胞。如果是乳糖不耐受严重的时候有可能出现明显的血便，血便颜色可以是鲜红色或暗红色（这个时候查大便会发现较多的红细胞）。脂肪消化不良的小宝贝大便通常会有像油珠一样的东西，查大便可以查到脂肪颗粒。如果是蛋白质消化不良，小宝贝的大便会非常臭，有时候会有臭鸡蛋的气味或有腥味，大多数会有黏液，严重的小宝贝可以出现血便。如果大便检查有可能会查到少许的白细胞，偶尔会有少许红细胞。

如果是糖消化不良的新生儿，换成腹泻奶粉（没有乳糖的奶粉）喂养通常会很快好转。如果实在不愿意更换奶粉的话，可以添加乳糖酶，但效果不一定好），每次吃奶的时候都需要添加乳糖酶。如果是蛋白质消化不良的，可以换成部分水解的奶粉（如果严重的需要换成深度水解或氨基酸奶粉）喂养，可以取得较好的效果。如果实在不愿意更换奶粉喂养，可以加胃蛋白酶（可能有一定效果），在每次吃奶的时候都需要添加胃蛋白酶。如果是脂肪消化不好的小宝贝换成短肽的配方奶进行喂养效果可能会好一些（有的通过妈妈减少脂肪的摄入可能也有一定的效果）。如果小宝贝腹泻比较厉害，可以使用蒙脱石散。这个药物不吸收，对小宝贝没有副作用。但是它可以在小宝贝肠道内形成保护膜，有利于小宝贝肠道的恢复和腹泻的减轻和好转。

（八）腹胀

腹胀是新生儿期常见的症状，原因很复杂，有生理性因素也有病理性因素。生理性因素包括：吃奶时吸吮太急，吸入的空气较多；人工喂养时所使用的奶嘴孔径大小不合适，空气通过奶嘴缝隙被吸入腹中；过度哭闹导致较多气体进入胃内；奶汁在肠道内产生气体等。病理性因素包括：各种胃肠道疾患如十二指肠闭锁、肠旋转不良、巨结肠、肛门闭锁等。

正常新生儿在喂奶后常有轻度到中度的腹部膨隆，为"生理性腹胀"，一般无其他症状和体征，偶尔会有溢乳，排气及排便正常。生理性腹胀的腹壁无水肿、发亮或发红，膨隆均匀，腹部柔软，腹壁静脉不明显，没有压痛表现，摸不到包块，肝脾不大，肠鸣音正常。生理性腹胀不是持久性的，不影响生长发育。可能与新生儿腹式呼吸、消化道产气较多、肠管平滑肌及腹壁横纹肌薄弱等有关。

如果是生理性腹胀可以对小宝贝进行顺时针方向腹部按摩，可以行新生儿排气操，严重的可以给予西甲硅油口服。如果是病理性腹胀需及时上医院检查治疗。

（九）便秘

纯母乳喂养的正常新生儿每日大便可以有到 3 ～ 5 次。有的新生儿可 1 ～ 2 天排一次大便。一般来说 3 天以内排大便，对人体没有特殊的影响。如果时间长，超过 72 小时，大便里面的毒素可能会被人体重吸收。某些新生儿经常 3 ～ 5 天或更长时间排便一次，甚至须用甘油通便才能排出。可有腹胀及呕吐，通便后症状即消失，隔 3 ～ 5 日又出现，多于满月后自行缓解。超过一周，则视为便秘。

新生儿便秘常见的原因包括：肠道动力不足、消化道不通畅、产生大便过少。

肠道动力不足，常见于疾病状态，如甲状腺功能减退、严重的低钾血症等。新生儿常表现为精神不好，奶量减少，腹胀，肠鸣音减弱或消失。消化道不通畅常见于一些胃肠道本身疾病，如肥厚型幽门梗阻、十二指肠闭锁、小肠肠梗阻、先天性巨结肠、肛门闭锁等。新生儿通常有非常明显的呕吐，绝大多数生长发育会有明显地落后。这两种情况均需上医院进行检查、治疗。

产生大便过少见于奶量不足，喂养不够的新生儿。由于吃得不多，所以产生的大便就比较少，需要很多天才会排便。这种情况的小宝贝一般吃奶的状况良好，吸吮有力，加强喂养就可以很快纠正便秘，通常不需要特殊治疗。大便过少也可见于消化能力较强，母乳成分比较好的晚期新生儿，由于母乳成分绝大部分被吸收掉，每天产生的大便量非常少，需要很多天大便量才能堆积到一定程度出现排便。这种情况的新生儿吃奶正常，生长发育良好。进行顺时针方向的腹部按摩，或者是做排便操可以有利于排便；也可以用甘油（开塞露）或者是肥皂液协助排便。多数在添加辅食后逐步改善。

第四节　呼吸系统症状

胎儿仅有微弱的呼吸运动。出生后由于各种刺激，呼吸中枢兴奋，逐步建立正常的呼吸。但由于新生儿呼吸系统结构尚未发育完善，呼吸系统各器官娇嫩，容易受到环境和病原体感染的影响，出现各种症状。因此呼吸系统症状的识别和处理对于新生儿居家管理是非常重要的部分。

一、阵发性憋气

大多数新生儿在生后 2 周左右会出现阵发性憋气的现象，随年龄增加会逐步变得明显，一般在 1 ～ 1.5 月龄最为明显。

憋气的时候脸会憋得通红，嘴巴会发出声音，可伴有肢体的扭动，有的时候会伴有放屁和排大便的现象，憋气明显的可以伴有溢乳和吐奶。家长往往会认为新生儿是在用力排便，其实这种认识是不对的，因为这个年龄段的大便排泄是不受大脑控制的，只需要脊髓的排便中枢就可以完成。只需要大便到达直肠，刺激直肠的神经末梢启动排便反射就会完成排便。换句话说，新生儿并不知道自己要排大便，因此并不需要用力促使大便排出。

新生儿阵发性憋气的原因主要是由于生长发育导致的。由于这个时候新生儿的体重和身长进入快速生长期（体重每天可以增加 50 g 左右，体长每天可以增加 0.3 cm 左右），而神经的生长相对较慢，小宝贝会产生类似于大人想伸懒腰的感觉。阵发性憋气现象，就类似于大人伸懒腰。通过这种现象会缓解小宝贝由于快速生长而带来的不适感（类似于大人的体乏感）。这种现象通常会持续到 2 ～ 3 个月左右才会完全消退。小宝贝不伴有其他不适，不需要特别处理。

另外，衣服穿得多，太紧，限制新生儿肢体活动，让新生儿不舒服也有可能出现这种现象。因此，新生儿的衣服要宽松、舒适。肚子胀气、维生素 D 缺乏等也有可能出现这种现象，但通常会有相应的其他表现，比如吃奶减少，大便排泄不通畅，腹部变得比以前膨隆，容易出现突然惊醒和手脚的突然抽动现象等。

二、咽喉部声响

新生儿咽喉部声响主要见于吸气时喘鸣、呼气时声响和吃奶时喉部声响。

（一）吸气时喘鸣

生后不久即出现的吸气时喘鸣以先天性喉喘鸣最为常见，是由于喉部软骨发育不良，喉部组织过度软弱，吸气时喉管向内塌陷，堵塞喉腔上口产生的喘鸣。多为间歇性、安静睡眠时消失，啼哭躁动时明显。先天性喉喘鸣有个很大的特点：俯卧时可减轻或消失，仰卧时明显。这个特点有助于进行判断。先天性喉喘鸣一般在 18～24 个月逐渐自行消失，不需要特殊治疗。不过，严重的病例可以出现呼吸困难和发绀，容易并发呼吸道感染，要做好防护。

（二）呼气时声响

呼气时咽喉部声响可见于呼吸道感染导致的咽喉部积痰，也可以见于胃食道反流的咽喉部积奶。新生儿咽喉部积痰是一种短期内的特有现象。呼吸道感染时，气道内的痰液排出到达咽喉部，由于新生儿不会咯痰、吐痰，痰液会堆积在其咽喉部，当新生儿呼气时气流冲击痰液因此发生痰响。多数新生儿会将痰液吞入消化道，因而痰响时断时续。有时会出现呕吐而将痰液排出，会发现有较多痰液的奶汁。由于咽喉部痰响是新生儿积痰引起，所以可以采用脚高头低俯卧位叩拍背部协助小宝贝排痰，同时需进行呼吸道感染治疗。胃食管反流时，也可以导致有部分奶汁积于新生儿咽喉部产生呼气时咽喉部声响。通常新生儿有溢乳或吐奶表现，观察新生儿口腔或咽喉部可以发现奶汁，新生儿采取头高脚低呈 30° 斜坡位睡觉可以减少这种咽喉部声响的发生。这不

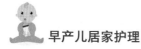

代表新生儿有呼吸道感染，通常不需要特殊治疗。

（三）吃奶时喉部声响

有部分新生儿在吃奶时会有咽喉部"呼噜噜"的响声，有的是由于咽喉部不适影响吞咽引起的，有的是由于妈妈乳头或奶汁出奶太快小宝贝吞咽不及时导致的。通常情况下前一种情况的新生儿会有咽喉部充血，有的还可能伴有吃奶减少和咳嗽。可进行雾化治疗，一般短期内迅速缓解。后一种情况经妈妈手指把控乳头出奶速度或更换出奶稍慢的奶嘴小宝贝咽喉部痰响就会明显减轻或消失。

三、鼻塞

新生儿鼻和鼻腔相对短小，鼻毛稀少，鼻黏膜娇嫩，其血管、淋巴组织相对比较丰富，容易受到刺激而出现充血肿胀。新生儿鼻骨软，容易发生弯曲和歪斜。当新生儿鼻腔内有异物，如鼻屎，或有呼吸道感染导致鼻黏膜充血时，容易出现鼻塞现象。不是所有的鼻塞都需要治疗。一般来说，如果不影响新生儿的吃奶，没有其他症状（如咳嗽、呼吸困难等），通常不用治疗，一般可逐渐消失。如果新生儿鼻腔内有异物，可以先用温水湿润鼻腔，待异物软化后用吸鼻器进行清理。如新生儿伴有呼吸道感染相关症状如咳嗽、咽喉部充血等需进行呼吸道感染相关治疗。

四、喷嚏

打喷嚏是机体的一种保护性的反射动作，通过打喷嚏可以把鼻腔中的刺激物或外来物排出体外。新生儿打喷嚏往往提示小宝贝有鼻腔黏膜受到刺激的现象，但不一定是疾病现象。

新生儿由于鼻腔里的鼻毛偏少，鼻黏膜对空气中的温度和湿度特别敏感。出生前，胎儿在宫内是泡在羊水当中，鼻腔黏膜是有羊水的湿润和温暖的。出生后，新生儿来到自然界，环境的温度和湿度都发生了明显的变化。这些变化可以刺激新生儿鼻黏膜中非常丰富的神经纤维末梢，从而诱发其打喷嚏。另外新生儿所处环境中的灰尘等这些异物也会刺激鼻黏膜神经末梢引起打喷嚏。新生儿适应外界环境有一个过程，一般要到 3～4 个月才能逐渐稳定，打喷嚏的现象才会慢慢减少。

有很多家长担心新生儿打喷嚏是感冒。其实，如果没有其他的现象，只是打喷嚏，通常不代表感冒，不用特别担心，也不需要处理。一般来说，感冒会伴有其他的表现，如有明显流鼻涕、吃奶量明显下降、吃奶的时候比以前容易发呛、吐奶突然有增加、出现轻微的咳嗽等相关的现象。

五、声音嘶哑

声音嘶哑是由于各种原因导致的声带振动频率下降引起的。常见于声带水肿和声带麻痹。声带水肿主要见于新生儿哭闹过度或上呼吸道感染。哭闹过度的新生儿经过休息、减少哭闹或药物雾化治疗可迅速恢复。上呼吸道感染如没有其他症状也可进行雾化治疗。伴有其他呼吸道感染的症状者需按呼吸道感染进行治疗。声带麻痹常为单侧声带麻痹，也可以为双侧。单侧声带麻痹出现声音嘶哑或失声的情况，且常常伴有双相性（呼气和吸气相都有）喉鸣。主要是由于出生时喉返神经受牵拉和损伤引起，一般无喂养困难及发绀现象，多能自行缓解，不需要治疗。双侧声带麻痹常为中枢性，系由于脑干损伤所致，可伴有吞咽困难及其他颅神经损伤表现，需及时就诊。

六、呼吸道感染

新生儿呼吸道感染分上呼吸道感染和下呼吸道感染。由于新生儿气道防御能力低下，气管、支气管较短，感染病原体容易从上气道迅速蔓延至肺泡，因此新生儿鲜有诊断为支气管炎的。

（一）急性上呼吸道感染

上呼吸道感染在初期大多数是病毒感染，少数也可以是细菌、衣原体或其他病原体，主要侵犯气管分叉以上的部位，如鼻、鼻咽和咽部，俗称"感冒"。新生儿鼻腔小，鼻道相对狭窄，鼻黏膜娇嫩，血管丰富，发生感染时容易出现鼻黏膜肿胀而导致鼻腔阻塞出现呼吸困难；新生儿对感染的局限能力有限，呼吸道感染容易引起喉、支气管、咽后壁和颈部淋巴组织炎症；同时由于新生儿咽鼓管短直，容易导致中耳炎。部分新生儿可出现鼻泪管阻塞引起流泪、眼部分泌物增多的现象，甚至出现结膜炎出现眼睛发红。上呼吸道感染一般症状相对较轻，往往仅有喷嚏、鼻塞、流涕等症状，偶尔伴有轻微咳嗽。有时伴有奶量减少、呛奶或吐奶现象，部分新生儿有可能伴轻微腹泻，不过一般不发生脱水和酸碱平衡电解质紊乱。通常呼吸道感染痊愈后上述症状自行消失。查体时可发现新生儿有咽喉部充血，呼吸平稳，没有增快或减慢的表现，肺部听诊没有异常。本病主要由病毒感染导致，仅需对症治疗即可。在继发细菌感染时可选用抗生素。

当小宝贝出现发热、咳嗽明显、呼吸增快或减慢、吐奶次数明显增加、少哭、少吃、少动、精神状态变差等情况时需要及时就诊。

（二）新生儿肺炎

新生儿肺炎可分为感染性肺炎和非感染性肺炎。感染性肺炎较为常见，是导致新生儿死亡的重要原因。新生儿感染性肺炎的病原体包括细菌、病毒、衣原体/支原体或原虫。新生儿肺炎表现没有特异性，常以轻微咳嗽、吐奶、呛奶、口吐泡沫、食欲下降为表现，肺部听诊很难发现体征，诊断较为困难，往往需要借助胸片等影像学检查才能明确诊断。有体征的新生儿肺炎往往相对比较严重。绝大多数新生儿感染性肺炎有呼吸增快的现象，因此观察新生儿呼吸变化对于肺炎的诊断尤为重要。非感染性肺炎最为常见的是奶汁吸入性肺炎。由于吞咽时奶汁被吸入呼吸道或咽部残留的乳汁被吸入肺部引起，也可因呕吐或溢乳时奶汁吸入导致。吸入性肺炎发生常有呛奶或奶汁吸入窒息的病史，多数小宝贝会出现呼吸增快的现象，有的会出现喘息和肺部啰音。新生儿肺炎需要上医院就诊。

对于新生儿而言，肺炎的特征性表现并不是嘴巴吐泡。咳嗽也不是肺炎的特征表现，尤其不能作为肺炎严重程度的判断。因为新生儿的咳嗽中枢并不健全，很多患肺炎的新生儿咳嗽并不明显，越小的新生儿，咳嗽的表现越不明显，有的肺炎小宝贝仅仅咳嗽一两声。因此，如果使用咳嗽的状况来判断是否肺炎的话，往往会导致病情的明显延误。其实对于肺炎的判断最具有特征性的表现是呼吸增快。新生儿发生肺炎的时候，往往会表现为呼吸增快。而且，在肺炎初期的时候，通常就有呼吸增快的表现。观察和计数新生儿的呼吸次数尤为重要。当新生儿在出现咳嗽的同时伴有呼吸增快就需要考虑肺炎。但不一定表现为呼吸困难，如果已经有呼吸困难的表现，往往肺炎已经比较严重。

七、新生儿吐泡

新生儿肺炎是新生儿期比较常见的疾病之一。新生儿肺炎的临床表现非常不典型。吐泡是新生儿肺炎的表现形式之一。但是有很多的家长会认为吐泡就等同于新生儿肺炎。这种认识是不全面的。其实新生儿吐泡只是体现为新生儿有可能口腔内或者是咽喉部有不舒服的现象。因此，吐泡的时候需要仔细检查新生儿的口腔，看看是否口腔内有相应的问题，比如是否有鹅口疮、是否有口腔的溃疡或者疱疹，或者是否有咽喉部充血的情况等。因为这些情况都是可以导致新生儿吐泡。另外还需要注意一种特殊的现象，就是部分新生儿鼻塞的时候也会出现嘴巴吐泡的现象。因为鼻塞的时候部分新生儿会出现嘴巴张开的情况，导致口腔内不舒服，从而出现嘴巴吐泡。

八、呼吸问题

新生儿呼吸中枢发育不够健全，临床上容易出现呼吸问题，包括周期性呼吸、呼吸困难和呼吸暂停。

（一）周期性呼吸

新生儿呼吸偏快，常不规则，可伴有 3～5 秒的停顿。有的新生儿出现 5～10 秒的短暂呼吸停止后又出现呼吸，不伴有心率的明显下降，也不出现发绀和肌张力降低，对新生儿的全身情况没有明显影响，这种情况称为周期性呼吸。周期性呼吸的呼吸停止时间很短，不影响气体交换，是一个良性的过程，对新生儿没有特殊的影响，不用进行干预。但如果呼吸停止的时间延长需要警惕呼吸暂停的出现。

（二）呼吸暂停

呼吸暂停是指呼吸停止时间超过 20 秒同时伴有心率减慢为 100 次 / 分以下，或伴有青紫、血氧饱和度下降或肌张力降低。呼吸暂停分原发性呼吸暂停和继发性呼吸暂停。原发性呼吸暂停常见于早产儿，继发性多发生于足月儿。新生儿呼吸暂停可分为三种类型：中枢型、气道阻塞型和混合型，其中以混合型最为多见。呼吸暂停会导致新生儿的心率下降和氧的供给，如不及时处理可以导致头部缺氧甚至猝死。因此，一旦发现新生儿存在呼吸暂停必须马上就医，以免造成严重后果。

（三）呼吸困难

呼吸困难可由多种因素引起，常由呼吸系统疾病、循环系统疾病、中枢系统疾病引起，其中以呼吸系统疾病最为常见。呼吸困难通常表现为呼吸频率改变、节律不整、深浅度变化、吸气 / 呼气比例失调、呼吸费力、呼吸急促、点头、张口呼吸，同时存在呼吸辅助肌动作明显的表现：三凹征（胸骨上窝、锁骨上窝、肋间隙的吸气性凹陷）和鼻翼扇动等。呼吸困难是新生儿常见危重症之一，需要仔细观察：如鼻部通气不畅伴有吸气性三凹征说明有鼻腔阻塞；出现点头样呼吸、鼻翼扇动及三凹征、呻吟提示新生儿有呼吸窘迫；出现呼吸不规则、浅表、提示可能有中枢性呼吸衰竭；新生儿有明显青紫说明缺氧严重；新生儿胸廓饱满提示可能是气胸。出现呼吸困难应该立即就近就诊。

（张　勇）

 ## 第五节　体温异常

　　早产儿体温中枢发育不成熟，调节功能不完善，产热与散热易失去平衡，体温容易出现波动，易产生低体温也容易发热。发热和低体温都会对新生儿有不良影响，有可能造成不良后果，因此保持体温正常，对于早产儿居家管理非常重要。

一、体温测量

（一）肛温

　　肛温即直肠温度，是最接近早产儿核心温度的体温，其结果能准确反映体温的实际变化，为了准确地了解新生儿的核心温度，常采用直肠测量法。测肛温的缺点是新生儿直肠较短，肛表插入的深度不易掌握，加上其直肠壁较薄，如不小心可造成直肠穿孔，因此需要谨慎轻柔地操作。

（二）　腋温

测得的温度接近核心温度，但比肛温略低（约低 0.5℃）。测量腋温时，将体温计水银端放于腋窝深处，屈肘过胸，尽量紧贴皮肤，同时护士在旁扶持测量一侧上肢以夹紧体温计，测量时间 5 分钟。

（三）　颌下温

颌下测量体温的优点是测量部位暴露于体表，不论任何季节都方便测量，简便、安全、快捷。缺点是不易固定，易造成体温计脱落，影响结果。

（四）腹股沟温度

将体温计水银端放于腹股沟中 1/3 与内 1/3 交界处（即股动脉搏动处），体温计方向与腹股沟平行并紧贴皮肤，同时使该侧大腿内收，紧靠腹壁。

（五）耳温

应用特制的红外线耳式体温计，通过测量鼓膜及周围组织的红外线辐射来了解体温。

（六）皮温监测

用热敏电阻为探头的电子体温计，将热传感器电极轻贴在皮肤上记录皮肤温度，对早产儿干扰小，随时可以监测体温。其缺点是探头不易固定，易受环境温度影响。

早产儿的体温容易受环境温度、哭闹、吃奶、活动等相关因素的影响。测体温时尽量避免这些因素的影响。宝宝刚吃完奶后体温较高，洗完澡后体温较低，因此都不适宜测量体温。采用电子体温计，只需 1 秒钟即可测得比较准确的局部体温，但由于检测部位的选择不一样容易出现测量偏差。因此，建议电子体温计测量有异常时，可以用水银体温计复核。若体温低于 36℃时考虑体温偏低。若腋下温度超过 37℃或肛温超过 37.8℃考虑体温升高。排除相关因素，如果体温高于 37.5℃或低于 35.5℃时有必要上医院就诊。

二、发热

至今没有可普遍接受的新生儿发热定义，一般将新生儿体温高于 37.5℃，认定为发热。早产儿对发热耐受性差，体温过高可以引起心动过速、呼吸急促、呼吸暂停，严重者可以引起惊厥、脑损伤甚至死亡。

（一）常见的发热原因

1.环境因素引起新生儿发热

室温过高、包裹过严过多、可引起新生儿的核心温度迅速升高。原因是新生儿体温中枢调节功能低下，不能迅速启动散热机制，扩张外周血管，通过增加外周循环散热降低体温；新生儿的汗腺组织发育不完善，足月儿环境超过 30℃或腋温大于 37.2℃时才开始散热，早产儿的汗腺发育更差，因此，也不能通过出汗促进身体散热。

2.新生儿脱水热

新生儿脱水热多发生在生后 3~4 天正常母乳喂养的新生儿，

体温突然升高为 39～40℃。小宝贝烦躁不安、啼哭、面色潮红、呼吸增快，严重者口唇干燥、尿量减少或无尿。若与新生儿感染引起的发热鉴别，前者体检无脐部及其他感染灶，心肺听诊正常，无感染中毒症状，血象正常，抗生素治疗无效。发病原因为摄入水分不足。因新生儿出生后经呼吸、皮肤蒸发以及排出大小便等会丢失相当量的水分，而生后 3～4 天母乳量较少，如未及时补充可造成体内水分不足，致新生儿血液浓缩而发热。早产儿体温调节能力差，汗腺发育不完善，哺乳少，更易发生本病。待补充水分及降低环境温度后即可缓解。

3.感染引起发热

感染是引起新生儿发热的常见原因，包括各种病原体如细菌、病毒、原虫等引起的局部和全身性感染，如败血症、肺炎、上呼吸道感染、脑膜炎、肠炎等。但是要注意，发热不是新生儿感染的可靠标志，有些严重感染的新生儿不会出现发热而是表现为低体温。

4.其他

新生儿体温升高也可由新生儿代谢率升高引起，如骨骼肌强直和癫痫持续状态。先天性外胚叶发育不良的小宝贝，因汗腺缺乏，散热障碍，可引起发热。新生儿颅内出血可引起中枢性发热。母亲分娩时接受硬膜外麻醉也可引起母亲和新生儿发热。

（二）发热的处理

针对新生儿发热应当首先明确发热原因，如因环境因素引起发热可降低室温，打开新生儿包被；如因脱水引起发热，应尽快补充水分；如因感染引起发热，应查明感染源，积极控制感染等。

早产儿居家护理

新生儿发热的处理应以物理降温为主，如体温过高可洗温水澡或温水擦浴，水温以 33 ～ 36℃为宜。擦浴部位为前额、枕部、颈部、四肢、腋下、腹股沟等，但应注意的是忌用酒精擦浴。新生儿发热如果不能确定原因，最好及时到医院就诊。

三、低体温

早产儿由于从温度较高的暖箱内到了温度较低的外界，加之体表面积相对大，血管丰富，皮肤脂肪层薄，散热多且快，且肌肉不发达，活动小，产热能力不足，中枢神经系统发育不完善，体温调节功能差，因此早产儿体温易随环境温度变化而改变出现低体温。新生儿低体温时，皮肤温度首先下降，体温常低于35℃。小宝贝常有嗜睡、拒乳、少哭、少动，部分小宝贝可见皮肤硬肿表现。低体温可以导致新生儿寒冷损伤，可以引起新生儿硬肿症以及心、脑、肝、肾和肺等重要脏器损伤，甚至死亡。

（一）常见的低体温病因

1.寒冷

寒冷是低体温的重要因素。寒冷使末梢血管收缩，去甲肾上腺素分泌增多，致棕色脂肪分解，增加产热以维持体温，若寒冷时间长，则储备的去甲肾上腺素耗尽，棕色脂肪耗竭，化学产热能力剧降，导致新生儿寒冷损伤。因此，冬春寒冷季节环境温度低，低体温发生率高。

2.早产、低出生体重

新生儿产热主要依赖于棕色脂肪，棕色脂肪产热过程需要葡萄糖参与。早产儿、低体重儿棕色脂肪生成不足，能源物资储备少，出生后吸吮吞咽能力差，摄食少，致能源物质补充不足，在寒冷应激状态下容易消耗能源物质，丧失产热能力。早产儿体温调节能力低下，缺乏寒战的物理产热机制以及产热代谢的内分泌调节功能未发育成熟（如儿茶酚胺、甲状腺素水平低下等），故早产儿、低体重儿易发生低体温。早产儿胎龄越小、体重越轻，低体温发生率越高，并发的硬肿症及多脏器功能受损也越严重。

3.疾病的影响

新生儿体温调节中枢尚未发育完善，容易受窒息、肺炎及其他感染等疾病的影响而致功能障碍。受疾病影响，新生儿热量摄入不足，消耗反而增加，缺氧、酸中毒、休克等均可抑制体温调节中枢对体温的调控以及棕色脂肪产热，以上皆可使新生儿发生低体温，甚至硬肿症。

4.热量摄入不足

除疾病可使热量摄入不足外，新生儿母乳不足或其他原因不能进行母乳喂养而又未积极进食糖水或其他代乳制品者也是热量摄入不足的常见原因。

（二）新生儿低体温的处理

家长如果发现新生儿全身发凉，较平常反应差，嗜睡，体温低于35℃，可提高环境温度、用热水袋保暖，或者将婴儿放于母亲怀中取暖等方法以提高新生儿体温。如果上述措施无法在短时间能令新生儿体温回升，那就应该尽快把新生儿送到医院进行诊治。

（张　衡）

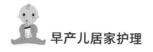

第六节 眼睛异常

出生前胎儿在妈妈子宫里经过了 10 个月漫长的暗室生活，在出生时新生儿会受到产道的挤压和羊水的刺激，出生后有很多新生儿的眼睛会出现"不正常"的现象。对于这些现象的识别和处理是新生儿居家管理不可或缺的内容。

一、球结膜下出血

新生儿球结膜下出血（俗称眼白出血），是阴道分娩新生儿较为常见的现象之一，临床上时有发生。主要是由于分娩时新生儿头部经过产道挤压，颅内压升高，导致视网膜静脉压升高，血液回流受阻，眼球结膜下小血管发生破裂形成出血。球结膜下出血面积大小不等，形状不一，常呈片状或团状，少有波及全球结膜者。出血量少者通常呈鲜红色，量大则呈紫色，可见隆起。球结膜下出血多发生在睑裂区，通常为单侧，也可为双侧。球结膜下出血有自愈性，一般在两 2 内吸收而自动消失，不需要特殊治疗。

二、眼部分泌物增多

眼部分泌物增多也是新生儿较为常见的现象。多数在生后 2 ～ 5 天出现，常为单侧，也可以为双侧。通常分为感染性分泌物增多和非感染性分泌物增多。一般来说，如果是感染性分泌物增多通常会有眼睛发红的现象或者出现分泌物颜色改变的现象，如出现褐色、黑色等其他颜色等。感染性分泌物增多最好上医院请医生诊治比较稳妥。

非感染性分泌物增多最常见的原因是新生儿鼻泪管不通畅。有部分新生儿鼻泪管下端开口处的残膜在发育过程中不退缩，或因其开口处被上皮碎屑所堵塞，从而导致鼻泪管不通畅。由于鼻泪管不通畅，泪液不能通过鼻泪管排到鼻腔，集聚在泪囊里面，形成黏液脓性分泌物。非感染性分泌物增多没有明显的感染，因此眼球结膜没有充血，眼睛没有发红的现象，不过，通常会看到新生儿"眼泪汪汪"的现象。鼻泪管不通，可以首先采用保守疗法，先七步洗手法洗手后向鼻泪管方向对泪囊进行按摩，每日2～3次，有可能将先天膜或上皮屑冲开。如此法无效时需上医院。

三、眼睛肿胀

部分新生儿在出生的一段时间会出现眼睛肿胀的现象，通常分为生理性眼睛肿胀和病理性眼睛肿胀。生理性眼睛肿胀主要见于体位性水肿。新生儿眼睑部位组织比较松弛，长时间往一个方向侧卧会导致侧睡一侧眼睛肿胀。有的新生儿睡觉姿势过于平坦也会导致双侧眼睛轻微肿胀。体位性水肿不需要特殊治疗，通常通过调整体位就可以迅速好转。病理性眼睛肿胀主要见于结膜炎，结膜炎的新生儿除了眼睛肿胀外，同时伴有眼睛有分泌物和眼睛球结膜充血，往往比较容易识别。当然，部分全身性疾病如肝、肾功能损害或者低蛋白血症等也会导致眼睛肿胀。新生儿生理性眼睛肿胀消退的时间具有明显的个体差异，多数在2周之后逐步消退，部分消退较迟，但最晚不超过一个月。如果新生儿眼睛肿胀的症状迟迟不能消退，要积极排查疾病因素。

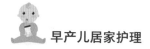

第七节　头颅外观异常

新生儿头部一般除扪及囟门、颅缝外，其他地方相对比较平整。有的经阴道分娩的新生儿由于产道的挤压可以出现颅缝重叠（颅缝由于颅骨的重叠而消失，代之以颅骨重叠形成棱条）和头颅变形。如果有相对头盆不称或是采取了一定的助产方式（如产钳助产等）可出现产瘤和头颅血肿，导致新生儿头颅外观异常。

一、产瘤

产瘤是新生儿头顶枕部在母体子宫收缩与产道阻滞两者的共同作用下，使头皮软组织受压变形，静脉淤血，导致水肿而形成。表现为弥漫性头皮与皮下组织肿胀，边界不清，范围可跨越头颅中线与骨缝。肿胀处按压可出现凹陷，局部可发现淤点或淤斑。产瘤没有出血形成，因此肿胀部位没有液体形成的波动感，有时可能伴有头颅血肿，这时不容易完全区别。产瘤为局部水肿，通常生后数日内可自行消退，无须处理。

二、头颅血肿

头颅血肿是因由于产道挤压、使用产钳助产等使顶骨骨膜下血管破裂出血而导致。表现为头部边界清晰的局限性包块，不超过颅缝或头颅中线，呈囊样，有波动感，局部皮肤颜色正常。部分小宝贝伴血肿下颅骨骨折，可并发颅内出血。头颅血肿由于受到骨膜边界的限制一般不会特别大。现阶段多不再主张抽取积血，多数能在 6～8 周自动吸收。对于特别大的血肿可以在生后 2 周确定出血停止后再行判断是否需要抽取积血。部分新生儿血肿较大可引起贫血。血肿内的红细胞分解会导致新生儿黄疸加重。因此头颅血肿的新生儿要加强黄疸的监测，必要时给予相应的治疗。

三、颅缝重叠

人头颅主要由额骨、顶骨、枕骨构成。新生儿的头颅颅骨之间是没有完全融合的，相邻颅骨之间的缝隙叫颅缝。额骨与 2 顶骨之间的缝，叫冠状缝；左右 2 顶骨之间的缝叫矢状缝；枕骨与 2 顶骨之间的缝叫人字缝。由于有颅缝的存在，在生产过程中，受到产道的挤压，颅骨之间可以发生位置变化，颅缝会出现缩小或颅骨之间沿颅缝出现重叠。在头颅外观上或用手触摸新生儿的头颅会发现沿颅缝一条条的"棱"，这称为颅缝重叠。颅缝重叠是正常现象，不需要特殊处理，随新生儿大脑发育会自行恢复。

第八节　脐部异常

脐部是母体与胎儿之间的连接的枢纽部位，胎儿靠它得到养分及氧气，同时也靠它将代谢废物运走。出生后由于脐带结扎，对于新生儿来说脐部就形成一个伤口，护理不当容易导致感染，严重者会引起败血症，威胁新生儿生命安全。因此，如何正确处理脐部异常情况对于新生儿的居家管理来说非常重要。

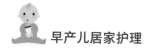

一、脐部出血

脐部出血是新生儿脐部常见异常现象之一。脐部出血容易出现在新生儿脐带即将脱落或刚脱落不久的时候。通常情况下，如果局部无红肿、异味，出血量不多就不用紧张。可以用消毒棉签轻轻压迫进行止血，如果能迅速止血则做好消毒、避免感染，仅需对新生儿观察就行。如果不能迅速止血、反复出血或出血量较大时便需要考虑维生素 K 缺乏症（尤其是纯母乳喂养的新生儿），需要上医院就诊。如果局部出现红肿，有较多脓性分泌物需要考虑脐炎。

二、脐炎

脐带残端是开放性的伤口，容易被细菌入侵、繁殖，引起急性炎症。任何化脓菌均可引起脐炎，临床上以金黄色葡萄球菌、大肠埃希菌、溶血性链球菌等较为常见。轻者仅出现脐轮与脐周皮肤轻度红肿，可伴少量黏液或脓性分泌物。重者可出现脐周明显红肿，脓性分泌物较多，常伴臭味，甚至向周围扩散形成腹壁蜂窝织炎或腹膜炎；也可能沿脐静脉进入新生儿血液循环而形成败血症、肝脓肿等全身感染情况。慢性脐炎可经久不愈，形成肉芽，表面常有脓性溢液。脐炎的预防需要保持脐部清洁、干燥，要勤换尿布，护理脐残端应注意无菌操作。轻症的脐炎局部可用75%酒精或2%碘附清洗，每日 2 ～ 3 次。重度的脐炎需上医院治疗。

三、脐疝

脐疝是一种新生儿常见的先天性发育缺陷，预后良好，是腹腔脏器经脐环处向外突出到皮下形成的。脐疝呈圆形或卵圆形，脐疝内多为大网膜及小肠。疝直径大小不等，小的约 1 cm 大小，大者可有 3 ～ 4 cm 或更大。常常在新生儿哭闹时因腹压增高而突起，当安静卧位时可还纳腹腔，不易发生嵌顿，小宝贝无痛苦。新生儿脐疝多数在生后一年内逐渐缩小闭合，预后良好。疝较小者能自愈，不需要治疗。疝明显者，可采用封堵粘贴法，效果良好。也可以使用脐疝贴或自制封堵粘贴材料：先将突出的脐疝轻轻压平，用纱布包裹硬币等边缘较钝且光滑的硬质材料进行封堵，用防水脐贴固定以防脱落，纱布及脐贴定期更换。同时应注意保护局部皮肤并保持其清洁干燥，以防感染。4 岁以上仍不愈合者可手术修补。

四、脐肉芽肿

脐带脱落后如果脐根部的创面受异物刺激（如爽身粉、血痂）或感染，在局部形成直径 0.2 ～ 0.5 cm 的小肉芽组织增生，表面可有少量黏液或血性分泌物，经久不愈，如护理不当，可继发炎症。无明显分泌物、脐周无红肿的可采用 3% 双氧水冲洗，然后用 75% 酒精擦拭防止感染，有利于恢复。如出现脐周红肿、局部异味并伴有明显脓性分泌物等需立即就医。

五、脐茸

人体胚胎初期，脐和肠管连在一起，至胚胎 5 ～ 6 周时两者逐步分开，若分离不彻底，脐孔处会形成脐茸。表现为脐部可见一鲜红色黏膜面，似小息肉状，故又称脐息肉。局部无瘘孔或窦道，可有少量分泌物，受摩擦或损伤时可有血性分泌物，可用

3％双氧水擦拭，75％酒精消毒。一般预后良好，无效者可考虑手术。

六、脐肠瘘、脐窦、脐尿管瘘

胚胎初期，脐和肠管、膀胱有管道相连，后相连管腔逐渐闭锁，若未闭锁或闭锁不全则形成脐肠瘘、脐窦及脐尿管瘘。表现为局部鲜红色凸起的黏膜面，可见瘘孔，常有分泌物溢出。脐部皮肤常因为浸渍而发生糜烂。若瘘孔有气体或肠内容物溢出，以探针由瘘孔探入瘘管可深达腹腔为脐肠瘘。若没有气体或肠内容物溢出，以探针由瘘孔探入不能深达腹腔为脐窦。如果瘘管内有尿液溢出则为脐尿管瘘。以上情况均需手术治疗。

（张　勇）

第九节　外生殖器异常

一、包茎

包茎是指包皮口狭小，不能上翻露出阴茎头。新生男婴，多数存在包茎现象，一般为生理性，多不用特殊处理，随着宝宝的成长，生理性包茎可能会慢慢消失。平时需注意做好日常护理工作，经常清洗阴茎头包皮中的污垢，保持宝宝阴茎的卫生。若包皮出现红肿、排尿困难等现象，需及时就诊处理。若4岁后宝宝还存在包茎现象或者影响排尿者，则根据情况需考虑手术。

二、尿道下裂

尿道下裂是男婴在新生儿期最常见的泌尿生殖系统先天性畸形之一，女性尿道下裂极少见。尿道下裂是因前尿道发育不全而导致的尿道外口位置异常，其发病原因与遗传、环境等多种因素相关。

男婴尿道下裂是因前尿道发育不全，导致尿道口位于正常尿道口至会阴部连线上腹侧的任何部位，多伴包皮V形裂开、阴茎向下腹侧弯曲。根据部分不同，分为阴茎头型、阴茎体型、阴茎阴囊型、会阴型。最常见的类型为阴茎头型，此型畸形程度也最轻，表现为尿道口位于包皮系带部，包皮在腹侧裂开，似头巾状折叠于阴茎背侧，一般无症状，不影响生理功能。阴茎体型，尿道口位于阴茎腹侧，可开口于任何部位，阴茎向腹侧弯曲，严重者可影响排尿和生理功能。阴茎阴囊型和会阴型表现为阴囊自中间分裂为两半，形似女性阴唇，阴茎短小似阴蒂状，外生殖器酷似女性外阴部，合并睾丸未降或发育不全时需行染色体检查。产前二维及三维超声可对严重胎儿尿道下裂进行明确诊断；但对轻型胎儿尿道下裂易漏诊，对阴囊型及会阴型伴发隐睾外观似女婴者易误诊。针对尿道下裂，目前无明确预防方法或药物。治疗方法主要为手术矫正外观及尿道成形术。原则上在学龄前完成矫形术，家属明显焦虑及影响小宝贝心理的也可在1岁左右甚至3～8个月时手术。

三、隐睾

隐睾是指男婴出生后单侧或双侧睾丸未完全下降至阴囊，而

143

停留在其正常下降过程中的任何一处，包括睾丸下降不全及睾丸不降，早产儿多见。睾丸在胎儿发育至孕 7～9 月时降至阴囊，故早产儿发病率高于足月儿。隐睾的新生儿没有并发症时一般没有症状，隐睾时阴囊内没有睾丸或仅有一侧有睾丸，主要表现为患侧阴囊扁平，或双侧阴囊不对称。若隐睾发生扭转或因牵拉出现嵌顿时会出现明显疼痛，小宝贝会大声哭闹，不能安抚。绝大多数隐睾可于腹股沟区或阴囊上口处扪及睾丸，对于扪不到睾丸的隐睾可采用超声检查协助诊断。发现隐睾，无须过于担心，因为早产儿隐睾在 3 个月时 70% 能自然下降，足月儿 3 个月时89% 能自然下降，但 1 岁以后下降概率明显减少。故 1 岁左右，睾丸仍未完全降至阴囊内，建议行睾丸下降固定术，最迟不超过2 岁。

四、腹股沟斜疝

在腹部与大腿交界处即腹股沟区或阴囊内，出现一可复性包块，哭闹时明显，安静、平卧时变小或者消失。其本质是腹壁腹膜的先天性发育异常，男婴多见，早产儿较足月儿多见，右侧较左侧多见。呈实质性，透光实验阴性（不能透过光线），这一点可以同睾丸鞘膜积液鉴别。新生儿腹股沟斜疝疝囊内容物多为小肠，一般不影响宝宝生长发育，若宝宝出现持续哭闹、吐奶频繁、肚子胀等，需警惕小肠卡在疝环口不能回纳，称疝嵌顿，此种情况需及时就诊，就诊过程中尽量安慰宝宝避免哭吵，大多可经小儿外科医师手法缓慢复位，严重者可发生肠绞窄坏死，需引起各位家长的重视。

随着宝宝的成长，腹肌发育强壮，部分婴儿腹股沟斜疝有自愈可能，可采用疝气带辅助，但效果不定，6 个月后可考虑手术。1 岁后自愈的可能性明显减少，且随着疝块增大，可能影响活动或消化，并且有发生嵌顿及绞窄的危险，建议尽早接受治疗。若反复嵌顿者，手术可不受年龄限制。

五、鞘膜积液

新生儿鞘膜积液是指胎儿睾丸在腹膜后间隙下降过程中，睾丸部鞘膜闭合不全所致睾丸鞘膜囊内积聚液体较多所致，在阴囊内可扪及光滑肿物，具体分为精索鞘膜积液、睾丸鞘膜积液、交通性鞘膜积液。中医学称为"水疝"。新生儿发生率很高，但大多数可自行消退和吸收。鞘膜积液主要表现为阴囊部位肿胀，程度不一，外观呈卵圆形，可单侧，亦可双侧，可有张力感，但不伴有疼痛症状，阴囊皮肤正常。交通性鞘膜积液的阴囊肿物可变化，平卧时消失，立位时逐渐出现。在家即可做透光试验自行初步检测。暗室里从阴囊下面用手电筒的光线直射，由于鞘膜积液可透光，所以在阴囊表面可看到透出的手电筒红光，称透光试验阳性；而无鞘膜积液的阴囊里主要是不透光的睾丸，呈黑色阴影，称透光试验阴性。当然最好是到医院让儿科医生进行操作，也可行阴囊超声进一步明确，并与腹股沟斜疝鉴别。

1 岁内的鞘膜积液有自愈可能，通常不需要特殊处理，若 1 岁后鞘膜积液仍未吸收，需进行手术治疗。

六、阴蒂肥大

在女婴耻丘的正下方、小阴唇会合处，有一个直径约 0.5 cm 的小突起，名叫阴蒂，阴蒂异常增大者称阴蒂肥大，有时显著增大似男性阴茎。阴蒂肥大可能与母亲在妊娠期尤其是妊娠早期接受雄激素药物治疗有关。阴蒂肥大需与两性畸形或先天性肾上腺皮质增生症相鉴别，应检查染色体核型及 17- 羟孕酮等。阴蒂肥大的治疗主要为肥大阴蒂部分切除，使接近正常女性阴蒂大小，同时手术矫正外阴部其他畸形。

（郝静梅）

参考文献

［1］邵肖梅，叶鸿瑁，丘小汕.实用新生儿学 [M].第五版.北京：人民卫生出版社，2019.

［2］胡亚美，江载芳.实用儿科学 [M].第七版.北京：人民卫生出版社，2002.

［3］中华医学会儿科学分会新生儿学组，中国医师协会新生儿科医师分会感染专业委员会.新生儿败血症诊断及治疗专家共识（2019 年版）[J].中华儿科杂志,2019,57(4): 252–257.

［4］昆士兰卫生组织.2019昆士兰产科与新生儿临床指南：新生儿黄疸 [J].昆士兰卫生组织，2019.

第六章

特殊早产儿的居家护理

第一节　造口护理

新生儿肠造瘘术是治疗先天性肠道畸形、肠梗阻肠坏死和腹腔广泛感染等危重急腹症的一种重要的急救措施。新生儿抵抗力差，术后并发症发生率很高，因此，护理得当可安全度过困难期，减少造瘘口黏膜出血和造瘘口周围皮肤破损、糜烂感染等并发症，可为 3～6 个月后的二期手术创造良好条件。

一、认识造口

造口应该是红色、湿润、有光泽的，就像口腔黏膜，同时造口应该是软的突出于皮肤表面的。

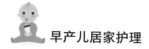

二、造口护理用品

防漏膏：防止粪便、粪液渗漏，用于造口周围皮肤凹凸不平和褶皱部的填充。

3M 液体敷料：用于造口或者伤口周围的皮肤，可形成保护膜起到保护皮肤的作用。

造口粉：减轻渗出物对皮肤的刺激。

造瘘袋：用于收集粪便，一般选用新生儿型造口袋，其底盘较小，方便粘贴。

三、操作前准备

环境准备：首先室温要控制在 28~30℃,更换造瘘袋过程中注意保暖。

人员准备：需要两位家庭成员互相配合。

宝宝准备：脱去宝宝裤子及尿布，裸露下半身，让宝宝平躺于床上，身下垫防水巾，暴露造口部位，一位家长协助宝宝保持安静，按住宝宝的双手和膝盖，防止其抓扯、蹬踏。

物品准备：造口袋、造口粉、防漏膏、3M 液体敷料、剪刀、软尺、38～40℃温水、纱布。

四、更换步骤

（1）底板连同造口袋除去，撕离时要用一只手按着皮肤，另一只手由上而下撕除造口袋，如图 6-1。

（2）用温水自外而内环形清洗造瘘口，并观察造口皮肤及肠管颜色，等待皮肤完全干燥，如图 6-2。

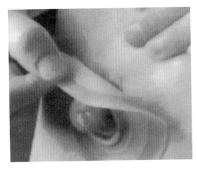
图6-1 第一步 除袋

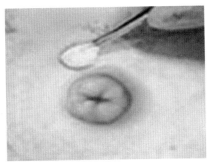
图6-2 第二步 清洁

（3）洒造口粉，洒5分钟后扫去浮粉。主要洒在造口根部及有问题的皮肤上，如图6-3。

（4）如造口周围皮肤发红，在涂抹造口粉后，可将3M液体敷料喷于皮肤，待干后会形成一层保护膜，如图6-4。

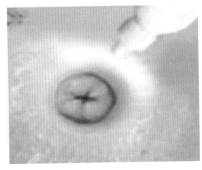
图6-3 第三步 造口粉

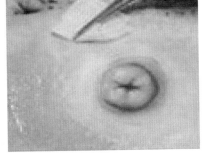
图6-4 第四步 3M液体敷料

（5）将防漏膏涂抹于造口周围。强调平整、紧贴于造口根部保护住缝线（火山口样）。待防漏膏涂满造口周围后（如右图），用湿棉签将防漏膏均匀涂抹造口周围，与造口边界紧密相贴，如图6-5。

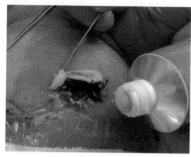
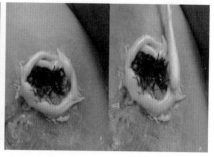

图6-5　第五步　涂抹防漏膏

（6）用软尺测量造口大小并记下数值；测量患儿瘘口周围皮肤面积（半径为造口中心到防漏膏边缘）并记下数值，如图6-6。

（7）用记下的数值（造口大小）来剪切造瘘口，大小以超过造口直径1～2 mm为宜；根据瘘口周围皮肤面积修剪，如图6-7。

（8）裁剪后用手指将造口底盘裁剪孔边缘磨平滑，以免划伤患儿皮肤合适大小的底盘，如图6-8。

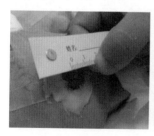
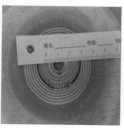
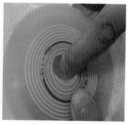

图6-6　第六步　软尺测量　　图6-7　第七步　剪切造瘘袋　　图6-8　第八步　抚平

（9）将造瘘袋面上的薄膜撕掉，对准造口，自下而上粘贴，并用手指来回旋转轻压造口内侧底盘，使造瘘袋与皮肤紧密相贴，避免皱褶，按压时间不小于10分钟，如图6-9。

（10）将护理完成造瘘袋下方封闭即可，倾倒大便时打开即可，如图 6-10。

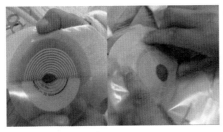

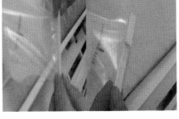

图6-9 第九步 粘贴造瘘袋　　　　图6-10 第十步 封闭造瘘袋

五、注意事项

（1）注意保护造瘘口旁伤口，防止污染伤口。如为无菌伤口，以生理盐水棉球擦拭伤口后，可以直接粘贴造口袋，也可以水胶体敷料保护后再粘贴造口袋。

（2）造口袋底盘开口应大于造口黏膜直径 1 ～ 2 mm，过大粪便易引起皮炎，过小底盘边缘与造口黏膜摩擦将会导致患儿不适甚至黏膜出血。

（3）注意新生儿对底盘过敏现象，如出现过敏，注意更换造口袋品牌。

（4）粘贴造口袋后，护理者以手掌空心按压底盘 10 分钟使造瘘袋和宝宝皮肤完全贴合。

（5）如果不止一个造口且造口位置相隔很近，可以用一个造口袋。

（6）造口袋有 1/3 ～ 1/2 满时便要排放。更换造口袋的次数视粪便的性质而定，一般三天更换。小肠造口易渗漏，若发现渗漏应及时更换。若造口袋内气体增加，多因小儿啼哭或吃奶时吸入大量气体所致,可使用剪刀在造瘘袋顶部剪一小口,使气体从造口袋顶部的开口排出。

(7)造瘘口肠管黏膜娇嫩,血运丰富,受到敷料的摩擦及频繁的触碰,均会引起出血。护理时动作应轻柔,注意保暖,保证安全。注意观察宝宝外露肠管的长短及颜色,若造口肠管颜色呈鲜红色,说明肠管血运良好,如肠管为暗红色甚至发黑,或肠管外露部分明显增长应及时来院就诊。

(8)观察造口排出粪便的色、质、量,如有异常,及时就医。

六、日常生活护理

1.沐浴

新生儿的造瘘手术切口愈合后便可沐浴。造口本身是肠的一部分,无痛觉。佩戴或撕除造瘘袋时均可沐浴,但不宜使用沐浴油,以免影响造口底盘的粘贴。同时,造口周围不宜使用爽身粉。

2.饮食

母乳喂养对宝宝的生长发育及成长非常重要。小肠造口宝宝的饮食最好在外科医生或营养师的指导下选择并补充电解质,进食宜少量多餐;短肠综合征的宝宝可能需要持续输注肠外营养;回肠造口的宝宝应多喝水。父母居家照护时要随时为宝宝预备补充电解质的饮品,以备不时之需。

3.衣服

可以用腹带包裹腹部,建议穿连体衣服。

4.活动

新生儿虽有造口,但一般不会影响婴儿的身体及智能发展,一般小儿学习翻身、爬行、学步时造口袋渗漏的机会增加，应注意造口保护，避免剧烈的撞击活动。

第二节　鼻饲早产儿居家护理

鼻饲是将胃管经鼻腔插入胃内，从胃管灌入流质食物、药物及水的方法。新生儿鼻饲法主要针对吸吮、吞咽能力弱的早产儿及各种原因不能经口吃奶的新生儿，为保证供给足够的能量满足宝宝的生长，常需留置胃管，采取鼻饲喂养。不正确的鼻饲容易造成宝宝出现奶汁反流、误吸、呛奶。对于留置胃管宝宝的照顾，家长可能感觉到头痛和力不从心，本节将从物品准备、操作步骤、注意事项、并发症的预防和护理等方面进行详细的讲解。科学、规范的护理操作是鼻饲成功的关键，照顾者需要严格按照以下操作进行护理。

一、给宝宝鼻饲前的物品准备

1. 环境

鼻饲环境应整洁、安静、光线适宜。

2. 物品

准备 38 ～ 40℃奶液（药物）、38 ～ 40℃温水、空针、纱布。

3. 照顾者

衣着整洁、洗净双手。

4.宝宝

使宝宝保持安静，取半卧位或将其头抬高30°。

二、操作步骤

（1）每次鼻饲前先查看胃管外管的刻度是否正确，再用20 mL空针回抽胃液，保证胃管尖端在胃内。实际胃管刻度比留置胃管时的刻度值小，表明胃管有可能脱出或胃管留置偏浅，这时鼻饲会有误吸的风险，如图6-11。

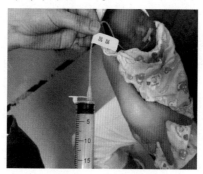

图6-11　早产儿鼻饲

（2）判断胃管是在宝宝胃里面。

每次鼻饲前均需证实胃管是否在胃内，确保胃管在胃内后方可注入奶汁，以防将奶液注入气道发生意外。验证方法如下：

①使用空针抽吸，有胃液被抽出表明胃管在胃内。

②将胃管末端放入盛水的碗内，无气泡逸出表明胃管在胃内。

③如果家中备有听诊器，可以在胃管末端用空针打2 mL空气，听诊胃部是否有气过水声（左侧上腹胃部的咕咕声），如有气过水声，表明胃管在胃内。

以上任何一种方法均可以证实胃管是否在胃内，若胃管不在胃内，禁止鼻饲操作。

（3）回抽胃管，观察胃内容物。

①回抽出的胃内容物胃内残余量小于上次喂奶量的1/4且为半消化奶时，可给予宝宝全量喂养；超过上次喂奶量1/4且为半消化奶时，可打回补足余量（如奶量为30 mL，残留8 mL，将这8 mL缓慢推入宝宝的胃内，再饲入22 mL即可）；超过上次喂奶量1/2者，停喂一顿奶，下个点再鼻饲。

②观察回抽出的胃内容物性质。如果为半消化奶液，摸宝宝的肚子，若肚子软软的、不鼓、不硬，宝宝的精神反应也好，可以继续观察。如果宝宝的肚子胀鼓鼓的，摸上去有张力，宝宝精神反应也不好，吐奶或者抽吸出的胃内容物为咖啡色或者绿色物质，均需暂停喂养，并及时带宝宝就医。

（4）将小方巾垫于宝宝下巴，将空针的针筒和针芯分开，针筒连接于胃管接口，将奶液倒入针筒，可使用针芯轻推针筒产生一定压力使奶液流入胃内后，将胃管悬于宝宝头部上方10～15 cm处，通过重力作用使奶液自然流入，如图6-12。

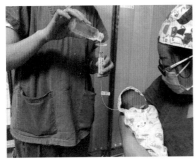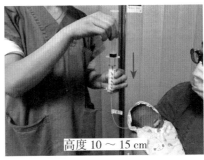

高度 10～15 cm

图6-12　早产儿鼻饲操作

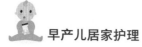

（5）饲奶过程注意观察宝宝饲奶前和饲奶中的反应、呼吸、肤色变化。若宝宝出现呛咳、吐奶、口唇发绀，憋气、皮肤青紫等，应立即停止饲奶，处理方式详见呛奶部分内容。

（6）饲入完毕，用空针抽取 1 ~ 2 mL 温开水轻轻冲洗胃管，避免奶液长时间附着在胃管壁，如图 6–13。

（7）抱宝宝直立于照顾者肩膀一侧，照顾者一只手握空心掌，微微用力，给宝宝拍嗝，排出宝宝胃内多余的空气。结束后可将宝宝放于小床，左侧卧位。

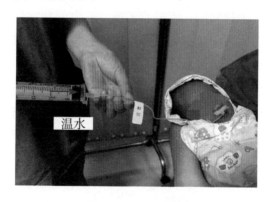

图6–13　温水冲管

三、注意事项

（1）每次鼻饲前必须确认胃管在胃内方可饲入。

（2）喂养过程中奶汁流通不畅，或从口中流出，应立即检查胃管位置，切不可用力将奶汁推入。

（3）每次饲奶后使用少量温开水冲洗胃管。

（4）每日做至少 2 次口腔护理以预防感染，用棉签或者纱布蘸取适量温开水，动作轻柔，轻擦宝宝的颊部、牙龈、舌头、上颚。切记不要在喂养后马上进行口腔护理，以免引起宝宝呕吐。

（5）鼻饲给药时，应将药片碾碎，溶解后再饲入。

（6）奶液于喂养前 15 ～ 30 分钟加热后使用，避免过早加热影响奶质。奶液和水温以 38 ～ 40℃为宜。

（7）注意餐具卫生及手卫生。

（8）推荐使用硅胶胃管。普通乳胶胃管需 7 天更换一次。

四、并发症的预防和处理

（一）呕吐

（1）鼻饲前：避免哭闹，剧烈运动。

（2）鼻饲中：出现呕吐，立即将宝宝平卧，头偏向一侧，或者俯卧、拍背、清理宝宝吐出口中残留奶液，防止误吸发生。

（3）鼻饲后：鼻饲结束后给宝宝拍嗝，给予左侧卧斜坡位半小时到 1 小时，防止吐奶。

（二）反流

（1）鼻饲前：监测胃内残留液。

（2）鼻饲中：抬高上半身 30°，缓慢饲入，切忌过快饲入。

（3）鼻饲后：鼻饲结束后给宝宝拍嗝，给予左侧卧斜坡位半小时到 1 小时。

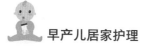
（三）胃管脱落

妥善固定胃管，将胃管使用欧米茄方式固定于宝宝脸颊，避免患儿抓扯。若胃管脱出，需去医院重新安置胃管，如图6-14。

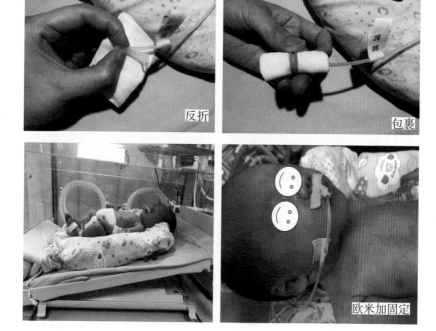

图6-14　胃管固定方法

（肖义维）

第三节 智护训练

> 早产儿的健康成长除了基本的吃饭睡觉之外，更需要肌肤的接触、抚摸等情感交流。智护训练能让大量温和且良好的刺激通过皮肤的感受传入大脑。智护训练是一种对其生长发育，特别是智力发育的一种最自然的技术。

智护训练是根据婴幼儿在新生儿期的体格发育和神经心理发育的特点进行设计的。主要通过视、听、触及主被动运动等方面的刺激，促进婴幼儿感知觉的发展，从而促进其大脑的发育。

一、视觉训练

视觉发育特点：婴儿集中注意力的时间很短，喜欢看人脸、红球或黑白对比图等。但仅能看到 20 cm 左右的活动物体。新生儿出生后视觉发育很快，早期刺激有重要作用，如图 6-15。

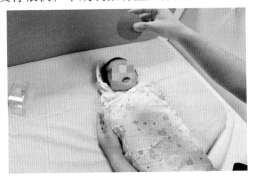

图6-15 视觉训练

训练方法：宝宝在比较安静且清醒的时候，可以开始训练。爸爸妈妈可一手抱宝宝，一手用红球放在眼睛的正上方大约 20 cm 的地方吸引其注意力。从中线开始，慢慢往两侧移动。需要注意的是，训练时间不宜过长，大约 1 ～ 2 分钟。

二、视听结合训练

早产儿也是有听力反射的，但听阈比成人高 10 ～ 20 dB，喜高频声音。通过听觉训练促进其听觉的发育。视听结合训练是促进感官发育的有效方法，早期感知刺激对大脑发育有重要作用，如图 6-16。

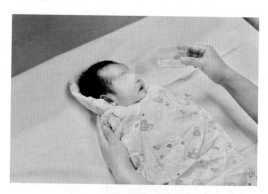

图6-16 视听结合训练

训练方法：给宝宝听轻柔舒缓的音乐，用适合新生儿的沙球在距离宝宝耳旁 20 cm 左右的地方轻轻摇动，吸引其转头。两只耳朵轮流进行。每次 1~2 分钟。在面对宝宝约 20 cm 的正前方，一边呼唤宝宝，一边由中线开始，分别向左、右移动，吸引宝宝追视，声音亲切温柔，面部表情丰富，体现出真切的爱。

注　意

摇铃玩具摇动的声音不宜过响。一侧训练时间不宜超过 30 秒，因为时间长了，宝宝易形成习惯，即不再反应，注意宝宝的状态。

三、全身按摩

腹部按摩可促进肠蠕动，增进消化功能同时还能有效达到刺激大脑的效果。按摩可以使体重增加，免疫力增强，刺激神经系统发育，增进亲子关系，如图 6-17。

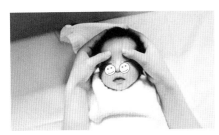

面部按摩

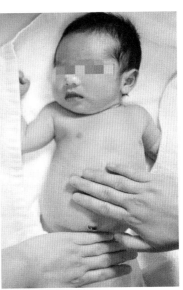

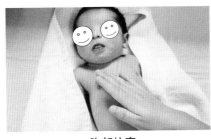

胸部按摩　　　　　　　　　　　腹部按摩

图6-17　全身按摩

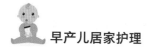

早产儿居家护理

（一）训练方法

1.面部

两手对眉弓部由内向外至太阳穴进行按摩，共做8次，每次两个8拍。两手对鼻翼两侧由鼻根部向下进行按摩，两手交替，共做4次，每次两个8拍。

2.胸部

两手从胸部中间开始，避开乳头，由内向上，由外成环形按摩，两手交替，共做4次，每次两个8拍。

3.腹部

顺时针方向对腹部进行按摩。两手交替，共做4次，每次两个8拍。手脚 按摩手心，足心各8次。再对每个手子，足趾进行搓动，每1部位4下共8拍。

（二）注意

室温要适宜，操作者手洗后涂润滑护肤油，按摩力度适中，最好在两次喂奶间进行。

第四节　被动运动

　　新手爸妈都有疑惑，宝宝不能自主活动，我们该怎么去帮助和锻炼他们呢？是去儿保科让专业人士进行锻炼呢，还是可以在家自行锻炼？锻炼是一个持久的过程，我们可以在家给宝宝进行被动锻炼——婴儿被动操。

　　婴儿被动操是婴儿体格锻炼的重要方式，可以增强婴儿骨骼和肌肉的发育，促进新陈代谢，安定情绪，促进睡眠，增强免疫力，预防疾病，增进亲子感情，促进智力发育。

一、被动体操前准备

　　1. 环境

　　关闭门窗，防止对流风，保持室温 26 ～ 28℃，安全的平台（床上或铺有地毯的地板），轻松活泼的儿童音乐。

　　2. 宝宝准备

　　餐前或餐后 1 小时，大小便之后，宝宝穿宽松轻便的单衣。

　　3. 操作者

　　操作者摘下手腕部装饰品，剪好指甲，洗净双手。

二、具体步骤

　　准备活动：婴儿仰卧位，按摩全身，使全身自然放松。

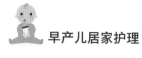
（一）扩胸运动

目的：增强婴儿两臂力量，锻炼胸部肌肉，增加肺活量，促进婴儿上肢以及胸部的生长发育。

（1）宝宝仰卧，妈妈双手握住宝宝双腕部，大拇指放在宝宝掌心，如图6-18。

（2）将宝宝两手向外伸展，与身体呈90°，掌心向上。

（3）将宝宝两臂胸前交叉，每个动作重复两个8拍。

（4）还原。

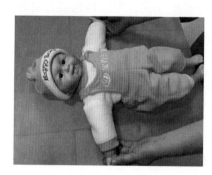
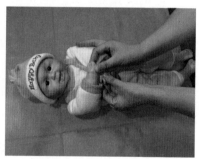

图6-18　扩胸运动

注　意

两臂平展时可帮助婴儿稍用力，两臂交叉时动作应轻柔，每一节拍左右手上下轮换。

（二）屈肘运动

目的：通过孩子两臂的屈展动作，提高关节的灵活性，扩展胸腔，促进上肢以及胸腔发育。

（1）宝宝仰卧，妈妈双手握住宝宝双腕部，大拇指放在宝宝掌心，如图 6-19。

（2）将宝宝左手关节弯曲；将左臂肘关节伸直还原。

（3）向上弯曲右臂肘关节。

（4）还原。

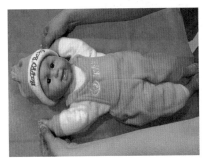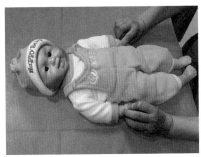

图6-19　屈肘运动

（三）肩关节运动

目的：提高婴儿肩关节灵活度。

（1）宝宝仰卧，妈妈双手握住宝宝双腕部，大拇指放在宝宝掌心，如图 6-20。

（2）握住婴儿右手做与左手相同的动作将宝宝左臂弯曲贴近

身体，以肩关节为中心，上肢由胸前向外做回旋动作。

（3）还原。

（4）换右手做相同动作。

（5）还原。

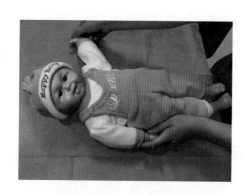

图6-20　肩关节运动

（四）上肢伸展运动

目的：提高关节的灵活性，扩展胸腔，促进上肢及胸腔的发育。

（1）宝宝仰卧，妈妈双手握住宝宝双腕部，大拇指放在宝宝掌心，如图6-21。

（2）将宝宝两臂向外平展，掌心向上，与身体呈90°。

（3）双手胸前交叉。

（4）双手向上举过头，掌心向上，动作轻柔。

（5）还原，重复8拍。

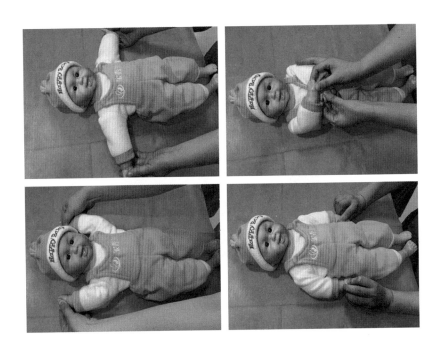

图6-21　上肢伸展运动

（五）伸屈趾踝关节

目的：促进脚部肌肉的发展，为行走做准备。

（1）宝宝仰卧，妈妈左手握住宝宝的左足踝骨，右手握住左足前掌，如图 6-22。

（2）足尖向上，屈曲踝关节。

（3）足尖向下，伸展踝关节。连续 8 拍。

（4）换做右侧动作。

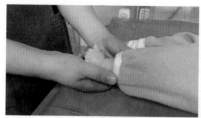
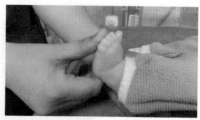

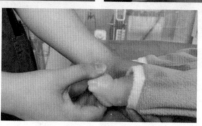

图6-22 伸屈趾踝关节

（六）下肢屈伸运动

目的：增强婴儿腹部和腿部力量，增强婴儿动作的节奏感和协调性，有助于宝宝肠道运动。

（1）宝宝仰卧，两腿伸直，妈妈双手轻握宝宝双踝的上部，如图6-23。

（2）弯曲宝宝左侧髋关节和膝关节，使膝贴近腹部。

（3）伸直左腿。

（4）换右腿屈伸右膝关节。

（5）伸直右腿。

（6）左右轮流做，模仿蹬车运动，重复两个8拍。

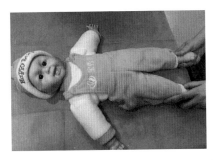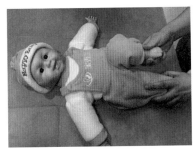

图6-23　下肢屈伸运动

（七）举腿运动

目的：训练婴儿上下肢的协调性，促进神经系统对运动系统的调节功能。

（1）宝宝仰卧，妈妈双手握住宝宝双踝的背侧，如图 6-24。

（2）将两下肢伸直上举呈 90°，还原。

（3）重复两个 8 拍。

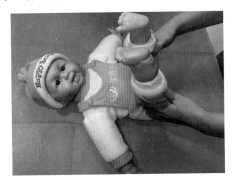

图6-24　举腿运动

（八）翻身运动

目的：通过帮助婴儿翻身，使婴儿感受到身体的运动，建立空间知觉，并为婴儿的爬、坐、站做准备。

（1）婴儿仰卧并腿，双臂屈曲放在胸前，如图 6-25。

（2）右手扶婴儿胸部，左手垫于婴儿背部，轻轻地帮助婴儿从仰卧转为做侧卧。

（3）还原。

（4）左手扶婴儿胸部，右手垫于婴儿背部，轻轻地帮助婴儿从仰卧转为右侧卧。

（5）还原。

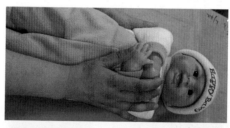

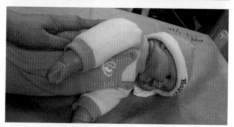

图6-25　翻身运动

（喻东梅）

参考文献

[1] 张玉侠. 实用新生儿护理学 [M]. 北京：人民卫生出版社，2018.

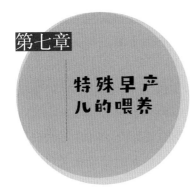

第七章

特殊早产儿的喂养

 第一节　感染母亲所生早产儿的喂养

一、乙肝病毒感染母亲所生新生儿的喂养

我国是乙型肝炎病毒（hepatitis B virus，HBV）感染高发地区，而母婴传播是我国婴儿感染慢性乙型肝炎（乙肝）的主要原因，预防 HBV 母婴传播是控制慢性乙肝的关键。为最大限度减少 HBV 的母婴传播，HBV 感染的母亲应了解相关指南中和自己密切相关的知识：

（1）有关乙肝血清学指标：HBsAg 阳性，即为 HBV 感染，有传染性；HBeAg 阳性，传染性强；抗 -HBs 阳性，即有免疫力。

（2）孕妇 HBeAg 阳性（无条件行定量检测 HBV-DNA 时，HBeAg 阳性可视为高病毒水平）或 HBV-DNA 水平 $> 2 \times 10^5$ IU/mL，

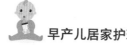

妊娠 28 ～ 32 周应开始服用抗病毒药物，首选替诺福韦酯，密切观察妊娠和分娩结局，分娩当日停药。有生育需求的妇女应避免使用恩替卡韦和阿德福韦酯。

（3）行剖宫产术分娩不能减少 HBV 母婴传播，故以预防HBV 母婴传播为目的而选择剖宫产术是不必要的。

（4）乙肝疫苗 (HBVac) 加乙肝免疫球蛋白（HBIG）的联合免疫，对婴儿保护率可达 95%，故生产后应及时给新生儿进行联合免疫。

（5）母亲 HBsAg 阳性的早产儿，出生体重小于 2 000 g 者，早产儿无论身体状况如何，在 12 小时内（越快越好）必须肌内注射 HBIG；如果首针疫苗接种延迟 ≥ 4 周，间隔 4 周左右需再注射1 次 HBIG。其疫苗接种方案称为"4 针"方案：如早产儿生命体征稳定，无需考虑体重，尽快接种第 1 针乙肝疫苗；如果生命体征不稳定，待稳定 1 周左右，尽早接种第 1 针乙肝疫苗。1 个月后或者体重 ≥ 2 000 g 后，再重新按"0、1、6 月"方案全程接种 3针乙肝疫苗。

（6）生后不建议检测脐带血或新生儿外周血乙肝血清学指标，婴儿可以在完成了第三针乙肝疫苗后 1 ～ 6 个月随访乙肝血清学指标。

（7）母亲 HBsAg 阳性，无论早产儿身体状况如何，务必在出生后 12 小时内（越快越好）肌内注射 1 针 HBIG，待身体稳定后尽早接种乙肝疫苗。

（8）家庭其他成员 HBsAg 阳性：孕妇抗 –HBs 阳性，无须特殊处理。孕妇抗 –HBs 阴性，早产儿接种第 2 针疫苗前，HBsAg 阳性（尤其 HBeAg 阳性）者避免与宝宝密切接触；如果必须密切接触，宝宝最好注射 HBIG；不密切接触时，宝宝不必注射 HBIG。

HBsAg 阳性孕妇的乳汁中检出 HBV 感染性标志物（如 HBV–DNA、HBsAg 等），但母乳喂养并不增加额外的 HBV 母婴传播风险，一方面与早产儿出生后立即进行联合免疫有关，另一方面，也可能与母乳能与 HBsAg 结合有关，且还有些研究表明人类肠黏膜中存在 HBsAg 抑制物，能使进入十二指肠的 HBsAg 失活。所以，对于母乳喂养，HBV 感染的母亲需要知道的有：

①无论母亲 HBeAg 阳性还是阴性，即不论母亲是"大三阳"还是"小三阳"，都应该鼓励母乳喂养，并且可以在预防接种前就开始母乳喂养。

②早产儿出生后应尽早完成联合免疫，最好在 12 小时内完成免疫预防，以获得免疫力，母亲即便有乳头皲裂或损伤出血、婴儿口腔溃疡或舌系带剪开造成口腔损伤等，仍应进行母乳喂养。早产儿如因特殊原因不能按时接种乙肝疫苗的，也应在生后尽早肌内注射 HBIG，待宝宝身体情况稳定后 1 周应立即进行乙肝疫苗的接种以获得主动免疫保护。

③无须检测乳汁中 HBV–DNA 水平。

④孕妇妊娠期抗病毒预防治疗，产后立即停药者，鼓励母乳喂养。产后需继续服药者，虽然药物在乳汁中有分泌，但研究显示，婴儿经母乳而吸收的替诺福韦酯和拉米夫定的血药浓度仅为孕妇血药浓度的 2%～27%，远低于妊娠期服药者的宫内暴露浓度；因此，建议产后短期继续服药者（如产后 1 个月）坚持母乳喂养。如果产后需要持续服药者，母乳喂养对婴儿是否产生不良影响的研究资料有限，但结合母乳喂养的益处和婴儿曾经长期宫内暴露于药物下并未产生严重不良影响，可考虑母乳喂养，同时

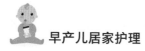

须密切观察药物对婴儿是否存在不良影响。

二、艾滋病毒感染母亲所生新生儿的喂养

母乳喂养是人类一项毋庸置疑的权利，其对于免疫、营养和母子间亲子关系建立的益处是公认的。同时，母乳喂养对母亲健康也有着重要的作用，它会帮助母亲子宫复旧、体重减轻，降低产后抑郁的风险，避免哺乳期闭经，还可以降低卵巢癌和子宫内膜癌的风险。

HIV 感染母亲通过母乳喂养传播 HIV 的风险大概为摄入 1 L 母乳，HIV 传播的风险为 0.064%，每天母乳喂养 HIV 传播风险为 0.028%。没有干预措施，母乳喂养感染 HIV 的风险在 13%～48%，建议：

①HIV 感染母亲在能充分保证抗反转录病毒治疗的基础上，母乳喂养至少应坚持 12 个月，甚至继续母乳喂养 24 个月或更长时间（类似于一般人群）。HIV 感染母亲产后纯母乳喂养应坚持至宝宝 6 个月，6 个月后要逐步给宝宝引入合适的辅食并坚持母乳喂养，直到能够为宝宝提供足够的营养与安全的食物后才可停止母乳喂养。

②当 HIV 感染母亲决定停止母乳喂养时，母乳喂养应该在 1 个月内逐渐减停。接受抗反转录病毒治疗预防的母亲或婴儿在母乳喂养完全停止后应继续药物预防 1 周。

③当 HIV 感染母亲决定停止母乳喂养时，应该为婴儿提供安全、充足的代乳品以保证婴儿正常的生长发育。6 个月以下婴儿可使用配方奶或者将挤出来的母乳进行热处理作为代乳品，6 月龄以上婴儿可使用配方奶和辅食，包括煮沸的动物乳及其他食物，每

天 4～5 次。

④ HIV 感染的婴儿，应鼓励母亲纯母乳喂养 6 个月，并和其他正常人群一样继续母乳喂养 24 个月甚至更长的时间。

三、疱疹病毒感染母亲所生早产儿的喂养

疱疹病毒是一类有包膜、基因组为双链 DNA 的病毒。目前发现的能感染人的疱疹病毒有 8 种，包括：单纯疱疹病毒 1 型、单纯疱疹病毒 2 型、水痘 - 带状疱疹病毒、EB 病毒、人类巨细胞病毒、人类疱疹病毒 6 型、人类疱疹病 7 型和卡波西肉瘤相关病毒。

预防产后 HSV 感染主要是避免早产儿与具有 HSV 感染活动性皮损的母亲或其他护理人员直接接触。如果母亲乳房部位有明显的疱疹皮损时，则为母乳喂养的禁忌证。

在母亲感染水痘 - 带状疱疹病毒期间，需要与宝宝隔离开，并且需避免母乳喂养，以免传染。如果乳房处皮肤无感染性皮疹，或者是宝宝已经注射了免疫球蛋白，可以将母乳挤出后喂食。

HCMV 是人类疱疹病毒中基因组最大的 DNA 病毒。HCMV 可通过密切接触感染者的体液，包括尿液、血液、唾液、生殖器分泌物和乳汁在人群中传播。HCMV 可以通过胎盘感染胎儿，也可以在分娩时由于接触产道分泌物和血液致使新生儿感染 HCMV，生后也可以经过母乳、唾液感染新生儿或婴儿。

母乳喂养的早产儿 HCMV 感染的发生率为 22%，有临床症状者占 3.7%，胎龄每增加 1 周，风险降低 30%。2012 年美国儿科学会建议对所有早产儿进行新鲜母乳喂养，即母亲乳汁不经消

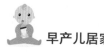

毒处理而直接使用，主要原因为母乳喂养对早产儿的益处要远大于因 HCMV 感染引起的疾病，特别是新生儿出生后感染 HCMV 不会引起远期神经系统发育异常。但对于孕周 < 32 周，出生体重 < 1500g 的早产儿，是否可以直接食用 HCMV 感染母亲的母乳上存在争议，故建议对于这一人群将母乳处理后食用，以减少 HCMV 感染后造成的不良影响。具体方法如下：

（1）母乳冷冻 2 ～ 3 天，然后在 < 50℃ 的热水中融化后喂养，该方法最大程度保证了母乳的营养成分和活性物质，可以作为首选。

（2）常规巴氏消毒，消毒温度 62.5℃，消毒时间 30 分钟。此法为现行唯一可完全灭活母乳中的 HCMV 的方法，但也会使母乳中的活性成分，如 SIgA、乳铁蛋白、溶菌酶等活性因子水平下降；而高温巴氏消毒，消毒温度 72℃，消毒时间 5 ～ 10 秒，可保留营养成分的完整性，但对母乳活性成分的影响并不清楚。

（3）煮沸或微波炉消毒法，简单易行，但对母乳中活性成分破坏较大。

四、梅毒感染母亲所生新生儿的喂养

梅毒是由苍白密螺旋体感染人体所引起的一种系统性、慢性传播疾病，梅毒主要通过性接触和母婴垂直途径传播。我国妊娠合并梅毒的发生率为 0.2% ～ 0.5%，母亲经过正规治疗，血清快速血浆反应素环状卡片试验（RPR）滴度下降 75% 以上或 RPR 滴度在 1：2 以下时可以进行母乳喂养，而未经治疗或治疗后滴度仍高者，应暂缓母乳喂养。既往认为梅毒螺旋体会通过母乳传染给婴儿，近年来的研究认为，虽梅毒不经过母乳传播，但梅毒血清学阳性的母亲乳房、乳头有破损时不宜母乳喂养，直至破损治愈后方可再行母乳喂养。

第二节　出生缺陷早产儿的喂养

　　唇腭裂是发生在口腔颌面部最常见的先天畸形。我国是目前世界上唇腭裂患者最多的国家之一，其发病率约为 1.82‰。唇腭裂婴儿生后最迫切的需求就是能获得安全有效地喂养以维持正常的生长发育。由于唇腭裂目前唯一的治疗手段是手术修复，一般唇裂一期修复手术要求小宝贝体重 > 10 磅（4.53 kg），所以喂养是否成功直接关系到小宝贝接受手术前后的营养及健康状态，与手术成功与否有着很大的相关性。唇腭裂小宝贝由于鼻腔和口腔相通，不容易在含接住母亲的乳头后形成气体密闭的环境，小宝贝存在吸吮困难，吞咽母乳时又容易从鼻腔溢出，致使喂养困难，严重者甚至导致中耳炎、吸入性肺炎及窒息等。唇腭裂的宝宝应该如何进行正确的喂养以保证小宝贝能量供应并避免中耳炎等并发症呢？

一、乳品的选择

　　母乳具有营养丰富，乳清蛋白与酪蛋白比例合适，富含脂肪，且颗粒较小，容易消化、吸收，富含乳铁蛋白，初乳中更富含免疫物质等优点，是 6 个月以内婴儿公认的、最安全、最完整、最理想的食物。对于唇腭裂的宝宝来说，母乳也是最好的食物来源，应为唇腭裂宝宝创造机会获得充足的母乳。可以直接吸食母乳的唇腭裂宝宝，尽量让宝宝直接吸食；对于不能直接吸食母乳的唇腭裂宝宝，母亲可以定时（包括夜间）使用吸奶装置获取母乳，可使用双吸头的吸奶器以获取更多的母乳，并用合适的器皿，如母乳贮存袋、母乳贮存盒等妥善贮存母乳。

由于唇腭裂宝宝往往有吸吮困难，也可能导致母乳分泌不足，对于确实无法获得足够母乳的宝宝，可添加婴儿配方奶粉喂养。

二、奶具的选择

Bessell 等提倡唇腭裂患儿尽可能选择可挤压的软质奶瓶，软质奶瓶与硬质奶瓶相比，更容易让小宝贝轻松吸吮获得奶液。目前市面上也有针对唇腭裂宝宝的特制奶瓶，在奶瓶中设计了内置导气管，可以消除奶液中的气泡，通过正压输送奶液，保证小宝贝能轻松获取奶液。

奶嘴目前有专门为唇腭裂小宝贝专用的"M"形和"P"形。家长可以根据唇腭裂的类型和程度选择合适的奶嘴，Ⅰ～Ⅱ度唇裂可用"十"字形的一般奶嘴，Ⅱ～Ⅲ度唇腭裂建议"P"形奶嘴。奶嘴开口不宜过大或过小，大小应以倒立奶瓶时，奶液以每秒1～2滴的流速滴出为宜。喂奶时奶嘴应放置于正常组织上而不是裂隙处，让婴儿能用舌头压出奶液并避免奶嘴进入鼻腔影响通气。对双侧唇腭裂宽大的小宝贝，奶嘴可放在颊部与牙槽突之间，这样可以把奶液挤压出来。喂奶时要有规律，可以采取少量多次喂奶。喂奶的速度要根据小宝贝的吞咽功能加以调整。每次喂奶时间尽量控制在30～45分钟完成，减少患儿疲倦。

三、其他喂养方式

（一）汤匙喂养

汤匙喂养主要针对的是唇腭裂畸形严重的小宝贝，使用的汤匙不宜过大，采取少量多次和缓慢进食的喂养方法。喂食时，应使小宝贝倾斜 45°～ 90°，避免平躺，用汤匙盛取少量食物，放置小宝贝唇部，鼓励小宝贝用唇部去移动汤匙中的食物。

（二）滴注喂养

滴注喂养适用于Ⅲ度唇腭裂且吞咽功能较好的早产儿，滴注喂养时需抬高小宝贝头颈部 30°～ 45°，将注射器乳头贴放于小宝贝口角，每次注入口腔中的奶量以 0.5～ 1 mL 为宜，根据小宝贝吞咽能力缓慢均匀滴入奶液。

（三）使用腭护板

有唇腭裂的小宝贝可以在专业的口腔医院定制腭护板，其治疗的主要目的是使错位的上颌骨段改形成圆滑的颌弓形态，另外，腭托的戴用可将口鼻腔分开利于婴儿的喂养。家长应学会如何带入、取出和清洗腭护板，并定期复诊、调整腭护板以确保舒适。使用腭护板并不影响小宝贝正常的生长发育，直至唇腭裂修复术时可停用腭护板。

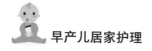

四、其他注意事项

（一）避免吸入过多的空气

唇腭裂小宝贝，特别是腭裂小宝贝喂养时会吞下很多的空气，容易引起腹胀、胃内容物返流及肠绞痛等。故喂养时需经常给婴儿拍背，促进小宝贝打嗝排气。喂奶时每隔15分钟拍一次背，待小宝贝打嗝后继续喂养，喂奶后常规拍背。每次喂食完毕后尽量竖抱婴儿20～30分钟，再让婴儿躺下，取侧卧位，头部稍抬高，可以有效防止吐奶，并减少窒息的发生率。

（二）防止奶液或食物从鼻腔排出

唇腭裂小宝贝在喂养时，容易出现咳嗽或食物从鼻腔中排出，此时家长不必惊慌，应暂停喂养，让婴儿有足够的时间打喷嚏或咳嗽，将进入鼻腔内的食物尽可能排出，家长也可以用棉签等帮助小宝贝取出卡在唇腭裂部位的食物，保持鼻腔通畅。

 第三节　食物蛋白过敏早产儿的喂养

食物过敏就是食物蛋白引起的异常或过强的免疫反应，它表现为一疾病群，症状为非特异性的，可以出现皮肤、呼吸系统、消化系统、心血管系统及神经系统等，约90%的食物过敏是由牛奶、鸡蛋、花生、坚果、大豆、小麦、鱼、甲壳类水生动物这8种食物引起。新生儿期由鸡蛋、花生、坚果、大豆、小麦、鱼、甲壳类水生动物蛋白直接引起食物过敏可能性不大，所以，在这里我们主要介绍牛奶蛋白过敏（cow milk protein allergy， CMPA）时婴儿如何喂养。

在什么情况下应考虑 CMPA 呢？

第一，有家族史，即父母或兄弟姐妹有特应性疾病史（如特应性皮炎、哮喘、过敏性鼻炎或食物过敏），有家族史的婴幼儿更倾向于诊断 CMPA。

第二，牛奶蛋白来源及摄取的量，如果过敏婴幼儿是纯母乳喂养，则牛奶蛋白主要来自母亲饮食，经母乳影响小宝贝（临床过敏风险低）；如果婴幼儿是配方奶喂养或混合喂养，则牛奶蛋白被直接喂养给小宝贝，这是最常见的情况。

第三，存在过敏症状，包括：①摄入后出现症状的时间判断。IgE 介导的 CMPA 通常在数分钟内出现症状，但也可长达 2 小时，皮肤症状更明显，表现为急性瘙痒、红斑、荨麻疹、血管性水肿、急性弥漫性特应性湿疹；非 IgE 介导的 CMPA 通常 ≥ 2 小时或甚至数天后才出现症状，多出现胃肠道症状，如肠痉挛、呕吐、腹泻等；②从过敏症状持续时间、严重程度和复发频率判断。③反复暴露的再现性，也就是接触牛奶蛋白后症状出现，回避后症状消失，再次接触症状又出现，则更倾向于 CMPA。

完全回避致敏食物，是目前治疗食物过敏唯一有效的方法。对于纯母乳喂养的 CMPA，则母亲应严格回避牛奶蛋白的摄入，包括奶制品的摄入，同时需补充维生素 D 及钙，一般持续 2～4 周后症状可明显改善，母亲此时可再次引入牛奶蛋白，若再次出现症状并在母亲回避饮食 2～4 周后改善，可考虑 CMPA；对于配方奶喂养的 CMPA 患儿，推荐使用氨基酸奶粉（AAF）喂养 2～4

周，如症状明显改善，可再次引入配方奶喂养，出现症状可考虑CMPA，可使用氨基酸奶粉或深度水解奶粉（eHF）喂养至6个月或9～12个月。

（刘蓓蓓）

参考文献

［1］中华医学会妇产科学分会产科学组.乙型肝炎病毒母婴传播预防临床指南（2020）[J].临床肝胆病杂志，2020，（7）：36.

［2］加拿大儿科和围产期 HIV/AIDS 研究组.2020CPARG 共识建议：HIV 背景下的婴儿喂养 [J]. J Assoc Med Microbiol Infect Dis Can.

［3］童笑梅，封志纯.早产儿母乳喂养 [M].北京：人民卫生出版社，2017.